创建全面无烟环境指南

中国疾病预防控制中心 控烟办公室

主　编：梁晓峰

副主编：姜　垣　杨　焱　杨　杰　李　强

编　者：（按姓氏拼音排序）

陈　瑜　甘　泉　南　奕　申　燕

王立立　王继江　王卉呈　王春晖

肖　琳　熙　子　闫　睿　于秀艳

朱雪泉

U0307015

军事医学科学出版社

· 北京 ·

图书在版编目(CIP)数据

创建全面无烟环境指南 / 梁晓峰主编. -北京 ：
军事医学科学出版社, 2013.10
ISBN 978-7-5163-0356-6

Ⅰ. ①创… Ⅱ. 梁… Ⅲ. ①戒烟－中国－指南
Ⅳ. ①R163-62

中国版本图书馆CIP数据核字(2013)第250121号

策划编辑：赵艳霞　　责任编辑：于庆兰
出 版 人：孙　宇
出　　版：军事医学科学出版社
地　　址：北京市海淀区太平路27号
邮　　编：1000850
联系电话：发行部：(010)66931049
　　　　　　编辑部：(010)66931039,66931104
传　　真：(010)63801284
网　　址：http://www.mmsp.cn
印　　装：中印集团数字印务有限公司
发　　行：新华书店

开　　本：787mm×1092mm　1/16
印　　张：7.75（彩5）
字　　数：122千字
版　　次：2014年1月第1版
印　　次：2014年1月第1次
定　　价：28.00元

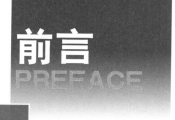

烟草危害是当今世界最严重的公共卫生问题之一，全球每年因吸烟导致的死亡人数高达600万，超过因艾滋病、结核、疟疾导致的死亡人数之和。我国是世界上最大的烟草生产国和消费国，烟草对健康的影响尤为严重。据调查，我国吸烟人群逾3亿，约有7.4亿非吸烟者遭受二手烟的危害；每年因烟草相关疾病所致的死亡人数超过100万，其中有超过10万人死于二手烟暴露导致的疾病。

为了减少烟草危害，世界卫生组织制定了《烟草控制框架公约》（以下简称《公约》）。中国政府积极响应，于2005年由全国人大常委会表决批准了该《公约》，《公约》于2006年1月在中国正式生效。《公约》第8条明确提出了防止接触烟草烟雾、创建无烟环境的措施。为指导其执行，世界卫生组织还制定了《防止接触烟草烟雾准则》（以下简称《准则》）。按照《公约》及《准则》的要求，中国应在《公约》生效5年内，在所有室内公共场所、室内工作场所、公共交通工具和其他可能的室外公共场所全面禁止吸烟。

为履行《公约》， 防止二手烟危害，保护人民健康权利，中国政府积极推进创建全面无烟环境工作。2009年卫生部等四部门联合印发《关于2011年起全国医疗卫生系统全面禁烟的决定》，要求卫生系统发挥示范带头作用，率先开展无烟环境创建。2010年，教育部和卫生部联合发布《关于进一步加强学校控烟工作的意见》，要求推进无烟学校的建设。2011年初，卫生部修订《公共场所卫生管理条例实施细则》，要求室内公共场所全面无烟。2011年3月，在国民经济和社会发展"十二五"规划纲要中明确提出，要"全面推行公共场所禁烟"。2012年工信部等八部委联合印发《中国烟草控制规划（2012-2015年）》，进一步促进我国烟草控制工作。

《2010全球成人烟草流行调查——中国报告》的结果显示，中国非吸烟者遭受二手烟暴露仍然非常普遍。家庭、公共场所和工作场所都是遭受二手烟暴露最常见的地方。在今后的日子里，应该积极行动，把履行《公约》作为重中之重，全面贯彻落实"十二五"规划纲要关于公共场所禁烟的决定，积极采取各项措施，创建无烟环境，遏制二手烟的危害。

近年来，中国疾病预防控制中心控烟办公室积极推进全面无烟环境创建工作，先后开展了无烟奥运项目、迈向无烟中国项目、无烟环境促进项目、中央补助地方烟草控制项目等，推动了城市的全面无烟环境立法工作。截至2013年7月，哈尔滨和天津已经实施新的无烟立法，很多城市的立法工作也在推进当中。控烟办公室同时指导创建了无烟医疗卫生机构、无烟学校、无烟政府办公楼和无烟场馆等无烟场所，并开展了多项媒体活动，进行了全国的烟草流行情况监测。

总结众多项目在立法、媒体、环境创建以及监测等成功实践，在"无烟环境促进项目"开发的系列指南的基础上中国疾病预防控制中心控烟办公室汇编完成了《创建全面无烟环境指南》。

本书分为六部分。第一章，概括介绍创建无烟环境的意义、原则、要素以及要素之间的关系；第二章，系统阐述创建无烟环境立法的要点、推动全面无烟环境立法的策略以及保证全面无烟环境法律有效实施的方法；第三章，介绍创建全面无烟场所的目标、全面无烟场所的标准，并结合案例讲解创建全面无烟场所的策略和实施步骤；第四章，介绍在创建全面无烟环境的过程中可以采取的媒体传播策略、方法和技巧；第五章，详细介绍创建全面无烟环境评估的方法和技术；附录控烟相关术语和其他内容。

本书主要供国家和城市控烟决策者、控烟法律工作者、行业/机构的管理人员以及其他相关人员使用，旨在帮助控烟工作者理解创建全面无烟环境的意义，掌握和运用控烟立法、无烟场所创建、媒体传播等多种途径的知识、策略和技巧，推动无烟环境创建工作的顺利进行，实现降低公众二手烟暴露水平、保护人民健康权益的目标。

中国疾病预防控制中心控烟办公室

二零一三年十月

目录
CONTENTS

第一章 总论

第一节　创建全面无烟环境的必要性

烟草燃烧过程中，以气溶胶形式释放出烟草烟雾。现已发现，烟草烟雾中含有7000余种化学成分，其中包括250种有害物质以及至少69种致癌物。数十年来，上万个科学研究证明，二手烟暴露会对人体健康造成严重损害。有充足证据证明，二手烟能导致癌症、鼻部刺激症状、冠心病和呼吸系统疾病等，使非吸烟者的冠心病风险增加25%~30%，肺癌风险提高20%~30%。二手烟暴露对孕妇及儿童健康造成的危害尤为严重。孕妇暴露于二手烟可导致新生儿猝死综合征和新生儿低出生体重；儿童暴露于二手烟可导致呼吸道感染、支气管哮喘发作、肺功能下降、急性中耳炎和复发性中耳炎等疾病[1]。

二手烟导致的疾病

儿童	成年人

脑肿瘤*
中耳疾病
淋巴癌*
呼吸系统症状、肺功能受损
哮喘*
新生儿猝死综合征
白血病*
下呼吸道疾病

脑卒中*
鼻部刺激，鼻窦癌*
乳腺癌*
冠心病
肺癌
动脉硬化*
慢性阻塞性肺病*，慢性呼吸系统症状*，哮喘，肺功能受损
女性生殖影响：低出生体重*、早产*

资料来源：WHO 2008年世界卫生组织烟草流行报告

全面无烟环境是唯一能够保护所有人免遭二手烟危害的手段。世界卫生组织《2012年烟草控制全球进展报告》指出，截止到2012年，全球有120个国家实施了不同程度的无烟环境法规，禁止在室内工作场所、公共交通工具、室内公共场所等区域吸烟。实践证明，全面无烟环境在各种社会都是可行的。我国政府于2011年发布了《公共场所卫生管理条例实施细则》，要求室内公共场所禁止吸烟。

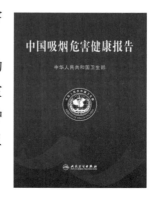

中国吸烟危害健康报告
中华人民共和国卫生部

卫生部发布的《中国吸烟危害健康报告》明确指出：二手烟不存在所谓的"安全暴露"水平。如果有人在室内吸烟，无论加装排风扇、空调或者其他通风、空气过滤装置，都无法避免非吸烟者吸入二手烟，设置吸烟区（室）或吸烟楼层等也都不能使吸烟者免受二手烟暴露的危害。唯一能够有效地避免非吸烟者暴露于二手烟的方法就是在室内环境中完全禁烟。

创建全面无烟环境的好处包括：

■ 改善健康

创建全面无烟环境能够最大限度地维护人群的健康。无烟政策的出台，可以很快提高空气质量。同时创造不受烟草危害的工作环境，避免二手烟造成的危害，使得场所内的人群及工作人员拥有一个健康、清洁的环境，减少人群患病率。全面无烟环境还可以帮助想戒烟的人戒烟，从而降低人群的吸烟率。

法律实施前后心脏病入院情况

资料来源：Pell JP, Haw S, Cobbe S, et al. Smoke-free legislation and hospitalizations for acute coronary syndrome. New England Journal of Medicine. 2008; 359: 482-491.

在《儿科学》发表的一项研究报告中，研究人员对2002年4月到2010年11月数据进行分析，发现英格兰全面的无烟法律使14岁及以下儿童因哮喘住院的人数立即减少了8.9%[2]。

爱尔兰和苏格兰在无烟立法开始实施后，酒吧空气中微小颗粒的水平下降了80%以上[3-4]。在波士顿，酒吧实施无烟后，空气中微小颗粒水平下降90%~95%[5]。实施无烟立法以后，美国加利福尼亚州在8周内呼吸系统症状发生率下降59%[6]，苏格兰在2个月内1/3的人消除了呼吸系统症状[7]，爱尔兰在1年内1/6的人消除了呼吸系统症状[8]，美国和意大利在几个月内人群心脏病发作率明显下降。

■ 提升职工文明素质

创建全面无烟环境可以提升员工的文明素质。企事业单位职工也代表了单位的形象，应当做到在公共场所和工作场所不吸烟。企事业单位内部无烟、清新的办公环境是文明办公行为的表现，全面无烟环境可以提升办公形象，体现企事业单位的良好管理和素质。

■ 保持清洁

全面无烟环境可以避免因吸烟而严重污染办公室、会议室等场所的空气环境，避免烟灰和烟蒂到处散落，维持良好的卫生状况，从而降低清洁的成本；无烟环境可以避免办公家具、设备、文件资料等办公用品受到烟熏或烧损，降低相应的更换成本；无烟环境也可减少空调及通风设备因烟灰等污染物进入造成的损耗，减少维修费用。

■ 更加安全

无烟环境不仅对人群的健康是安全的，而且能够避免因吸烟不慎造成的火灾。据《中国消防年鉴》统计，2009年1~8月全国共发生火灾近9万起，由吸烟引起的火灾占7.4%。实施公共场所和工作场所无烟措施，可减低由吸烟而引起火灾的几率，在保障公众安全的同时，也为国家和各单位避免了潜在的经济损失。

新西兰2007年烟草税收报告指出，2005年新西兰由吸烟引发火灾所造成的财产损失约为150万美元，约占新西兰当年GDP的0.01%[9]。

■ 提升形象

无烟环境能够提高场所（机构）的整体形象，赢得更多的效益。场所内全面禁烟已成为世界发展的趋势。

■ 增加效益

全面无烟的措施实施起来最符合成本效益。研究表明，全面无烟不会减少酒吧和餐厅的营业额，相反，由于人们越来越倾向于到无烟酒吧和餐厅消费，营业额反而会增加。此外，全面无烟可以减少由于二手烟导致员工健康受损而造成的医疗负担。

多项研究显示，无烟立法不会造成不良的经济影响。在台湾，无烟化带来的经济效益达到每年10亿美元以上；如果美国所有工作场所都实现无烟的话，那么在第1年便可节省超过六千万美元的医疗费用；在纽约市无烟法律生效后的第1年，该市的酒吧及餐厅营业税收增加了8.7%，餐饮业增加了1

万多个就业机会。

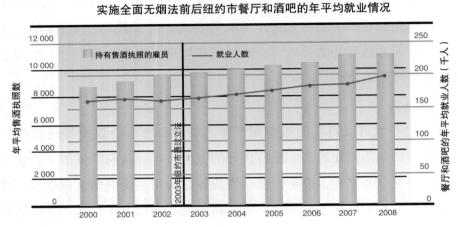

实施全面无烟法前后纽约市餐厅和酒吧的年平均就业情况

资料来源：The state of smoke-free New York city: a one-year review. New York, NY: New York city department of finance, New York city economic development corporation, 2004.

第二节　创建全面无烟环境应遵循的原则

1. 接触烟草烟雾没有安全程度可言，应当抛弃二手烟草烟雾毒性有一个临界值的概念，因为此类概念与科学证据相抵触。100%无烟环境之外的任何方法，包括通风、空气过滤和指定吸烟区（无论是否有专门的通风系统），都一再表明是无效的，有科学和其他方面的确凿证据显示，技术方法不能防止接触烟草烟雾。

2. 所有人都应受到保护，以免接触烟草烟雾。所有室内工作场所和室内公共场所都应是无烟的。

3. 必须立法以防止公众接触烟草烟雾。科学研究证明自愿的无烟政策是无效的，不能提供适当保护。法律要想行之有效，应当简单明了，便于执行。

4. 周密的计划和充分的资源对无烟法律法规的执行和实施至关重要。

5. 民间组织在加强支持和确保执行无烟措施方面可发挥关键作用，应当作为积极伙伴，纳入制定、执行和强制实施有关法律的进程中。

6. 应当监测和评估无烟法的实施和强制执行情况及其影响。

7. 如有必要，防止公众接触烟草烟雾的工作应予加强和扩大。此类行动可包括根据新的科学证据和案例研究经验，颁布新法或修订原有法律，改进执行措施和其他措施。

第三节　创建全面无烟环境的关键要素

出台相关的法律法规、无烟场所干预活动、媒体传播、监测与评估、网络建设构成了实现全面无烟环境的四大要素，他们之间相互影响、相互强化、相互补充。

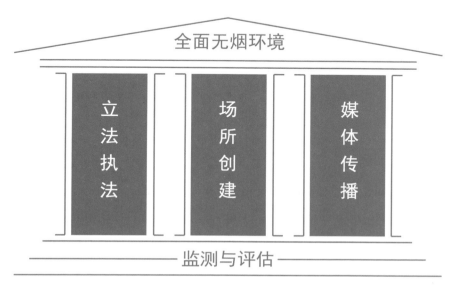

■ 控烟立法

研究表明，任何"自愿实施的无烟环境"都达不到保护公众健康的目的。只有全面防止二手烟危害的法律才能有效保护非吸烟者依法维护自身的健康权、生命权和健康环境权。因此，要制定符合《公约》及其第8条实施准则要求的全面无烟环境法律。同时，根据立法和执法进程需要，动员执法机构、执行机构、非政府组织和媒体协作，采取一系列措施，推进无烟法律的出台和有效执行。这是创建全面无烟环境的核心。

■ 场所创建

创建全面无烟的公共场所及工作场所，增加符合标准的无烟场所（机构）的比例，为出台全面无烟公共场所政策提供依据。通过创建无烟公共场所和工作场所可以提高各类群体对无烟环境的认识和接受程度，为立法提供成功的案例，同时也为法规的执行提供经验。

■ 媒体传播

媒体传播在无烟环境创建过程中发挥着重要的作用。有效的媒体传播不但可以加强公众对烟草危害、特别是对二手烟危害的认识，强化公众对无烟环境的共识，获得公众及政策制定者对全面无烟政策的支持，还可以在无烟政策通过后充分告知公众政策和法律的实施要点，监督政策和法律的执行。充分发挥传统媒体和新媒体的传播作用，可以为无烟场所的创建及全面无烟环境政策和法律的出台奠定良好的舆论基础，更好地促进全面无烟环境的创建。

■ 监测与评估

无烟法律出台及相关创建无烟环境项目实施后，要对无烟环境进行严格、循证的评估，以了解其效果，发现不足之处并及时改进。监测和评估工作主要包括对无烟环境干预的过程评估以及对其实施效果评估。

参考文献

[1] U.S. Department of Health and Human Services. A Report of the Surgeon General: How Tobacco Smoke Causes Disease: The Biology and Behavioral Basis for Smoking-Attributable Disease, 2010[R]. [2012-10-16]. http://www. surgeongeneral.gov/library/reports/tobaccosmoke/index.html.

[2] Christopher Millett, John Tayu Lee, Anthony A. Laverty, et al. Hospital Admissions for Childhood Asthma after Smoke-Free Legislation in England [J]. Pediatrics, 2013, 131(2): e495-501.

[3] Sean Semple, Karen S Creely, Audrey Naji, et al. Secondhand smoke levels in Scottish pubs: the effect of smokefree legislation [J]. Tobacco Control, 2007, 16:127–132.

[4] Gregory N. Connolly, Carrie M. Carpenter, Mark Travers, et al. How Smoke-free Laws Improve Air Quality: A Global Study of Irish Pubs [R]. [2013-06-03] http://tobaccofreeair.org/downloads/Irishstudy_3.13.3_final5.pdf.

[5] James L Repace, James N Hyde, Doug Brugge. Air pollution in Boston bars before and after a smoking ban[J]. BMC Public Health, 2006, 6:266.

[6] Mark D Eisner, Alexander K. Smith, Paul D. Blanc. Bartenders' respiratory health after establishment of smoke-free bars and taverns[J]. JAMA, 1998, 280 (22): 1909-1914.

[7] Ayres JG, Semple S, MacCalman L, et al. Bar workers' health and

environmental tobacco smoke exposure (BHETSE): symptomatic improvement in bar staff following smoke-free legislation in Scotland [J]. Occup Environ Med, 2009, 66(5): 339-346.

[8] Allwright S, Paul G, Greiner B, et al. Legislation for smoke-free workplaces and health of bar workers in Ireland: before and after study[J]. BMJ, 2005, 331(7525):1117.

[9] Des O'Dea，George Thomson. Report on Tobacco Taxation in New Zealand[R]. (2007-11)[2013-05-27]. http://www.sfc.org.nz/pdfs/TobTaxVolOneNovember. pdf.

《烟草控制框架公约》在我国生效7年多以来，推动全面无烟环境立法和执法工作取得了一定的进展，但仍然面临严峻挑战。多个城市出台了关于室内公共场所和室内工作场所禁止吸烟的地方性法规、部门规章和地方政府规章，而且在执法工作方面进行了有益的探索，积累了宝贵的经验。

第二章 立法与实施

第一节 全面无烟环境法律的要点

全面无烟环境法律须符合《烟草控制框架公约》第8条及其实施准则要求[1-2]。

一、确保室内环境全面无烟

法律以建立全面无烟环境为目标,应明确二手烟草烟雾没有所谓的"安全暴露"水平。全面无烟环境之外的任何方法包括通风、空气过滤和指定吸烟区都是无效的。不允许在禁烟场所设立吸烟室或吸烟区[2]。

《哈尔滨市防止二手烟草烟雾危害条例》第八条明确规定:在禁止吸烟场所,不得设置吸烟室或者划定吸烟区[3]。

二、提供普遍保护的义务

普遍保护原则是指所有人都应受到保护,以免接触烟草烟雾。应确保在所有室内工作场所、室内公共场所、所有公共交通工具和其他可能的(室外或准室外)公共场所免于接触二手烟草烟雾[2]。以保证所有人避免接触烟草烟雾。

《哈尔滨市防止二手烟草烟雾危害条例》第七条明确规定: 禁止在下列场所吸烟或者携带点燃的卷烟、雪茄、烟斗:

(一)学前教育机构、中小学和其他未成年人集中的室内外场所;

(二)大中专院校的室内场所;

(三)妇幼保健院(所)、儿童医院、儿童福利院的室内外场所及其他医疗卫生机构和养老院(老年公寓)、疗养院的室内场所;

(四)体育、健身场馆的室内场所及室外的观众坐席、比赛赛场区域;

(五)图书馆、影剧院、音乐厅、展览馆、博物馆、美术馆、纪念馆、科技馆、档案馆等各类公共文化场馆的室内场所;

(六)国家机关、企事业单位、社会团体的室内场所,包括单间办公室[3]。

《乌拉圭吸烟控制规定》(第18256号法律)第三条(场所保护)规定:禁止在下列场所吸食或燃点烟草产品:

(一)用于公共用途的封闭式场所。

(二)作为工作场所的封闭式场所。

(三)作为下列用途设施的封闭式或开放式公共或私有场所:包括任何

类型或性质的卫生设施和卫生相关设施和开展任何形式教学活动的教学中心和机构[4]。

三、明确执法机构和执法程序

（一）明确执法主体

执法工作可以由单一部门为主完成，也可由多个部门联合完成。

相对于多部门联合执法的模式，单一部门为主执法的优势在于可以更有效地调动执法人员的积极性，能够更及时发现并解决执法中出现的问题，同时也更易于统一执法标准。但单一部门为主执法需要组建一支独立的执法队伍或由一支现有的执法队伍为主承担控烟执法工作，因此需要政府在人力、物力方面较大的投入。

香港、澳门采用了单一部门为主承担执法工作，取得了很好的效果[5-6]。《香港吸烟（公共卫生）条例》规定香港控烟督察（近100人）为条例的执法主体。香港的警务处、房屋署、康乐署等部门作为执法的有效补充，但执法工作以香港的控烟督察为主完成。

相比之下，多部门联合执法的模式较好地解决了人员配置的问题，不同的执法部门可以利用现有的执法队伍来承担不同场所的执法工作。但如何调动多部门的积极性来参与执法工作是多部门联合执法的主要问题。卫生部门以外的执法机构对于控烟法律法规的理解和对于其重要性的认识会有所不同，而控烟执法在各部门执法工作中的优先地位也会受到影响。因此，需要设立一个协调机制来协调多部门执法。该协调机制必须具有调动、协调多部门合作、配合的能力，以确保全面无烟环境法律的有效执行。

由于受到成立一个专门控烟执法队伍所需的人力、物力等因素限制，国内已经实施无烟法律的城市均采用多部门执法的模式。

2010年3月1日起实施的《上海市公共场所控制吸烟条例》规定了控烟领导机构即市和区、县健康促进委员会[7]。同时规定执法过程中涉及到的其他部门如卫生、教育、文广影视、体育、旅游、食品药品监督、交通和港口、商务、公安等行政管理部门按照本条例和其他相关规定，做好公共场所控烟监督管理工作。《哈尔滨市防止二手烟草烟雾危害条例》规定：市、区人民政府负责本条例的组织实施。市、区卫生行政管理部门负责防止二手烟危害的日常工作。市、区人民政府的相关行政管理部门按照相应的规定，负责防止二手烟危害工作[3]。

（二）指明执法主体的职权

执法主体的职权应包括：进入场所检查权、搜集证据的权力、获得协助的权力和行政处罚的权力[8]。

香港《吸烟（公共卫生）条例》赋予督察进入违法场所、检查涉及违法的物件、要求违法者提供其姓名和出示身份证明文件、要求任何人提供合理所需的协助或资料以及其他权力与职责5。

（三）考虑与相关法律法规的衔接

控烟立法和执法应与有关法律相衔接，避免发生冲突。

《互联网上网服务营业场所管理条例》第二十四条规定 互联网上网服务营业场所经营单位应当禁止吸烟并悬挂禁止吸烟标志……，控烟法律应明确互联网上网服务营业场所内全面禁烟，而不应排除在控烟法律之外[9]；《中华人民共和国消防法》第二十一条规定，禁止在具有火灾、爆炸危险的场所吸，因此，在有关场所应明确禁烟[10]。

（四）规定执法和监督模式

将定期执法检查与有针对性执法检查相结合。建立奖惩制度。设立监督员，公布举报电话和投诉细节。

在乌拉圭，卫生部的监察机构负责执法，检查的结果在统一的在线系统公布，用于监测法律的遵守情况[4]。在香港，卫生署控烟办采取一系列措施来保证执法的有效性，包括：①开设24小时投诉热线；②巡查与宣传教育同步进行；③对执法人员加强培训和指引；④跨部门合作，采取联合巡查行动，建立了通畅的执行机制[5]。在哈尔滨，市防烟办公室设立了号码为12320的举报电话，防烟办及时处理并定期对举报电话的内容进行公布；《哈尔滨市防止二手烟草烟雾危害条例》第十九条规定：市、区卫生行政管理部门应当定期对本条例规定禁止吸烟的场所或者区域的二手烟残余进行监测，并将监测的数据予以公开。媒体可以参与监测工作并公开报道监测结果。第二十五条规定：有关行政管理部门及其工作人员在防止二手烟危害工作中，不依法履行职责或者徇私舞弊的，对主要责任人员和其他直接责任人员依法给予行政处分[3]。

四、规定场所经营管理者的法律义务

（一）场所经营管理者负责本场所的禁烟监督与检查

目前国内外的无烟立法多采用由场所经营管理者负责本场所禁烟监督的做法。确立场所经营管理者的责任可以使法律实施的效率大大提高，所需的执法队伍的规模也相应大幅精简。

（二）场所经营管理者的法律义务[8]

1. 在入口处和其他醒目位置张贴禁止吸烟的明确标识。
2. 在无烟场所不设烟具（如烟灰缸、打火机等）。
3. 设立监督员并由监督员负责场所内法律的遵守情况。
4. 对在无烟场所吸烟的个人进行劝阻或请其到室外吸烟；遇到不听从劝阻的情况时，向执法机构举报。

> 《上海市公共场所控制吸烟条例》规定禁止吸烟场所所在单位应建立禁烟管理制度、设置统一的禁止吸烟标识和监管部门电话、不设置与吸烟有关的器具、阻止违法吸烟者吸烟或者劝其离开该场所[7]。

> 《哈尔滨市防止二手烟草烟雾危害条例》第九条规定："禁止吸烟场所的经营者或者管理者应当履行下列职责：建立禁止吸烟管理制度,并在醒目位置设置统一的禁止吸烟标识和有关行政管理部门举报、投诉电话；禁止吸烟场所内不设置与吸烟有关的器具；对在禁止吸烟的场所内吸烟的，劝其停止吸烟；对不听劝阻的，要求其离开该场所；对不听劝阻且不离开该场所的，向有关行政管理部门举报、投诉；对不听劝阻并影响公共秩序的，向公安机关报案[3]。"

> 香港《吸烟（公共卫生）条例》规定禁止吸烟区的任何管理人或任何由该管理人就此授权的人，可采取一系列步骤：要求违法吸烟者将燃着的香烟、雪茄或烟斗熄灭；要求提供其姓名及地址，以及出示身份证明文件或离开禁止吸烟区；可在有需要时使用合理武力将该人逐出禁止吸烟区并将他扣留，并召唤警务人员协助强制执行本条的规定[5]。

五、界定违法行为和设立处罚措施

（一）界定违法行为

吸烟者个人的违法行为应包括：在禁止吸烟的场所吸烟；不听从场所经营管理者和执法人员的劝阻；阻碍执法人员执法等。

场所经营管理者的违法行为应包括：未按法律规定张贴禁烟标识；在禁烟场所摆设烟具；未按法律规定设置控烟监督员；未对违法吸烟者施行劝阻义务；阻碍执法人员执法等。如法律文本中包括关于禁止烟草广告和禁止烟草销售的规定，则场所经营管理者的义务范围亦须相应扩大。

（二）实行双罚制

目前国内的地方立法多采用此做法。如在无烟场所发现违法吸烟的现象，执法人员需处罚违法吸烟者。如场所经营管理者未按法律规定对吸烟者进行劝阻，执法人员也要对其实施处罚。对场所经营管理者的处罚应重于对吸烟者的处罚。

（三）处罚应足以威慑违法行为

1. 处罚数额应足够大，以有效威慑违法行为[8]。

2. 对多次违法者加重处罚。

《上海市公共场所控制吸烟条例》和《哈尔滨市防止二手烟草烟雾危害条例》都对场所经营管理者违反条例规定的，根据情节轻重实施不同的处罚[3,7]。对情节严重的处以1万元以上3万元以下的罚款。

3. 建议对个人违法行为进行直接处罚。

于2010年9月1日开始实施的《广州市控制吸烟条例》规定，执法人员对于违法者需先警告，责令其改正，对于拒不改正的，才处以罚款[11]。该法律实施1年后，执法人员发现，几乎没有违法者在受到警告后仍然拒不改正，但是在执法人员离开后却存在大量继续吸烟的现象。同时，这种程序取证和执法的过程也很复杂，个人流动量很大，处理起来非常难。这种只处罚拒不改正的违法者的规定造成法律实施1年后罚单很少，法律应有的威慑力也随之降低。因此，广州市人大于2012年开启了修改《广州市控制吸烟条例》的程序，并于2012年6月19日颁布了《广州市人民代表大会常务委员会关于修改<广州市控制吸烟条例>的决定》，将第二十六条修改为："违反本条例第十一条规定，由本条例第三条第二款规定的相关行政管理部门或者本条例第三条第五款规定的单位对违法吸烟者责令立即改正，并处以五十元的罚款。"赋予执法人员发现违法行为即罚款的权利。

（四）注重多种处罚形式相结合

针对屡次违法的单位，除了罚款之外，还可根据相关法律，规定其他行政处罚措施，例如暂扣或吊销执照。

《墨西哥保护联邦地区非吸烟者健康法》规定了四种行政处罚的形式：罚款、暂停营业、停止营业、36小时的监禁[12]。

第二节　推进全面无烟环境立法

　　立法的推进包括以下环节：各级人大代表和政协委员提出立法的提案和议案；卫生行政管理部门或其他有关部门在充分调研的基础上向同级政府法制办提出立法申请；法制部门根据需要征求专业委员会、专家及公众的意见；各级人大专业委员会介入调研；通过政府常务会议的审议；向人大常务委员会提出法律案；人大常委会会议审议，列入常务委员会会议议程的法律案，一般应当经三次常务委员会会议审议后再交付表决，各方面意见比较一致的，可以经两次常务委员会会议审议后交付表决，表决过半数通过；国务院批准的较大城市的地方性法规应请省级人民代表大会常务委员会进行合法性审查；签署生效[13]。

　　根据国内立法成功城市的经验，推进立法主要通过以下几个方面来开展工作：

一、开展无烟环境现状评估

　　在立法推进工作开始之前，需通过多种途径和手段收集信息，并进行系统分析，来全面评估当地的无烟环境现状，为出台全面无烟环境立法提供证据。此评估亦可作为法律实施前的基础数据来对比法律实施后的变化。鉴于国内许多城市在多年前已出台与无烟环境相关的立法和政府规章，此评估的重点应放在现行法规与《烟草控制框架公约》要求的差距、现有法规的执行状况、公众对于全面无烟环境法规的支持度等。现状评估的内容应包括[1,14-16]：

　　1. 现行法规与《公约》第8条及其实施准则要求的差距（本章第一节"全面无烟环境法律的要点"做了详细介绍）。

　　2. 现行法规的执行情况（评估的指标及方法参见本书第五章"监测与评估"）。

　　3. 现行法规执法机制的设置及执法队伍的配备（可对比本章第一节"全面无烟环境法律的要点"中关于执法的内容找出现行执法机制的缺陷）。

　　4. 公众对吸烟和二手烟危害的认知度（评估的指标及方法参见本书第五章"监测与评估"）。

　　5. 公众对出台全面无烟环境法律以及法律关键点的支持度（评估的指标及方法参见本书第五章"监测与评估"）。

二、　制定立法推进计划

　　在立法推进的初期，需制定立法推进计划[17]。参考立法成功的城市的经验，充分了解立法的进程以及立法推进的各阶段需要做的准备工作，对可能出现的困难有充分的估计[18]。立法推进计划中还应包括各阶段工作需要的人力和经费支持[19]。应确保在立法初期获得政府主要领导人对计划的支持。立法推进计划包括立法的总体要求和目标、阶段及各阶段应完成的主要工作、人员经费和技术支持等。立法推进计划具体体现在如何推进、社会动员和宣传、无烟环境创建、工作机制的建立等方面[8]。

三、动员政治意愿

在立法推进和法律实施的过程中，政府和人大主要推动者的作用不可低估[20]。无烟环境立法是一部公共卫生立法，因此，卫生行政部门主要领导的支持和积极推动是成功立法和有效实施的基础。作为统筹规划市政府立法工作的部门，市政府法制办公室在立法推进过程中可以起到非常关键的协调促进作用。在争取市政府和市人大对无烟环境立法的广泛支持的过程中，市政府及人大领导层的政治意愿往往会起到决定性的作用。立法过程中的突发事件和质疑声音会影响决策者对全面无烟环境立法的决心和信心。因此，在立法的相关部门之间建立顺畅的沟通机制就显得非常重要。这种机制可以使推动者有机会充分展示和表达立法的必要性和可行性。同时，也可避免由于沟通不畅等原因导致立法者对全面无烟环境法律的误解。

动员政治意愿的方式有多种[21-24]。例如：①有些城市在立法初期征得了市政府主要领导的支持，并请其签署了承诺书；此承诺书在立法推进的过程中起到了积极的作用；②参观和学习无烟立法已经取得成功经验的城市也可以起到很好的政治动员作用；③邀请法律、公共卫生领域的知名专家参与当地的立法推进活动，增进与当地政府官员的交流和沟通；④邀请参与当地立法和执法的政府官员参加无烟环境和无烟法律的培训班；⑤鼓励政府官员参与到无烟环境创建的工作中，从改变其身边的环境开始动员对无烟立法的支持和信心；有的城市在政府办公楼开展创建无烟环境的倡导活动，并举办工作人员的签名征集活动，起到了很好的动员效果；⑥将无烟立法的证据制作成宣传短片，在市政府常务会审议会和人大审议会开始之前的会场里播放，也可起到很好的宣传和动员效果。

在推进的过程中，与来自国内其他地区或国外的经验相比，本地的经验和证据往往具有很大的说服力[15]。本地的经验和证据包括：①吸烟及二手烟在本地造成的死亡、致病以及经济损失的估算；②无烟立法会带来的好处，比如估算节省的医疗开支和减少火灾发生带来的财产损失，提升城市形象和增加居民幸福感；③公众对于无烟立法的支持度调查结果；④既往的无烟场所创建成功先例；⑤对照已经实施无烟立法的城市的经验，分析并估计执法会遇到的困难以及提出应对方案。

四、 撰写简单、明了和可执行的法律文本

（一）起草原则

1. 根据《公约》第8条及实施准则的要求，结合当地的实际情况起草法律；

2. 邀请法律实务部门（政府法制办公室和人大）的有关人员参与法律文本的起草工作；

3. 广泛征求各方面专家的意见[16,17,19,25]。

（二）文本建议

1. 简单明了地指出室内工作场所和公共场所必须全面无烟并且没有例外；

2. 确保用法律语言对法律条文做全面而通俗的阐述；

3. 列出的场所类型进行进一步描述，而不是限制无烟场所的类型；

4. 室内不设吸烟区；

5. 明确写明执法机制和举报投诉电话；

6. 罚则明确，执行简单[16,21,24,26]。

五、创建无烟场所，为立法提供最佳实践案例和依据

创建无烟场所的工作需要在市政府和人大开始审议立法草案之前开始。鉴于过去几年卫生部在推行无烟医疗卫生机构方面的工作以及教育部与卫生部联合创建无烟校园的努力，此类场所的无烟环境创建工作取得了一定进展[23,24]。在加强此类场所的无烟创建工作的基础上，需要把工作重点放在吸烟情况比较严重、公众和立法者比较关注的场所上，比如：政府机关、餐厅、网吧、出租车、宾馆等。可联合这些场所的主管部门发动创建无烟场所的倡议，或通过这些场所的行业组织发起动议。卫生部门应该向有意向的场所提供及时、全面的技术支持，包括培训其员工、帮助其布置无烟标识等。也可尝试在小范围内采取执法的预实验，通过执法和协助创建无烟场所并举的方式来达到实现无烟环境的结果。这些尝试都是为在立法草案审议阶段会出现的质疑提供证据，证明无烟环境在这些吸烟的"重灾区"也是可以实现的。对于某一个具体的场所，如餐馆、医院、学校等，其创建无烟场所的具体步骤和措施详见本书的第三章"场所创建"。

六、通过媒体宣传提高公众的知晓度

媒体宣传工作应该贯穿立法推进的始终。在立法初期，媒体宣传信息的重点应放在二手烟的危害上，提高公众对于二手烟危害的认识，增强对于无烟法律

的支持，形成全社会的控烟氛围。宣传信息的重点应放在立法草案的关键信息点上，并强调出台符合《公约》第8条及其实施准则要求的法律，提高公众对于立法草案关键信息点的理解和支持。经验表明，对于二手烟危害的宣传应该贯穿立法和执法的始终，而且宣传二手烟的危害时，应注重对于二手烟引起的具体疾病的宣传，而不只是泛泛地宣传"二手烟有害"而已[8,20]。

1. 立法初期期宣传的关键信息
- 二手烟有害健康；
- 立法是创建全面无烟环境、减少二手烟暴露的必要条件。

2. 立法初期宣传的配套信息
- 吸烟有害健康，吸二手烟同样危害健康；
- 只有全面无烟环境才能保护不吸烟者免遭二手烟的危害；
- 不吸烟的人有呼吸新鲜空气和维护自己健康利益的权利；
- 二手烟致癌，还可引起心脏病和其他很多严重的儿童和成人呼吸、心血管系统疾病；
- 二手烟增加年轻女性乳腺癌的风险，为了服务员的健康，请不要在餐厅、酒吧等场所吸烟。

3. 进入政府和人大审议后宣传的关键信息
- 只有公共场所和工作场所全面禁止吸烟才能有效保护不吸烟者的健康。

4. 宣传的配套信息
- 只有符合《公约》第8条及其实施准则要求的无烟环境立法才能有效保护不吸烟者的健康；
- 设立吸烟室（区）的做法，不能真正解决二手烟的暴露问题；
- 无烟餐厅和酒吧不会影响经济效益。

七、应对认识误区

在推进全面无烟环境立法的过程中，会出现认识误区，比如有些人认为国家或地方的经济发展水平落后，出台防止二手草烟雾危害法律的时机尚不成熟；全面无烟环境法律侵犯了吸烟者的个人自由和权利；执法不能有效进行等。需正确对待质疑声音的出现。多数人是支持无烟立法的，只是对其中的具体措施持有不同看法。应利用充足的理论依据和具体的数据予以解答。另外，吸烟者一定不支持无烟环境立法是一种普遍存在的误区。事实证明，只要理解了无烟立法的必要性，吸烟者同样会支持无烟立法，甚至成为立法的关键推动者。针对可能出现的质疑声音，卫生部门需要提前做好应对方案（见附件二）。多数质疑声音来自于立法审议过程中的参与者，可采用本章第三节中推荐的方式应对。针对一些公众中普遍存在的不理解的法律关键点（比如，是否餐厅需要设立吸烟区，公共场所禁烟是否侵犯了吸烟者的自由等），需要通过大众媒体进行澄清。

八、联合社会组织和团体，共同推进立法进程

控烟立法先进国家和地区的实践表明，社会组织和团体在推进控烟立法的过程中可以起到非常重要的作用[8]。宣传倡导工作是多数社团的工作重点，其与媒体和公众的密切联系是其工作的优势所在。与社团组织联合，可以更有效地动员社区人员和志愿者的参与，提高公众对于无烟立法必要性的知晓度和对无烟环境创建工作的参与度。例如，与当地的志愿者组织联合开展宣传二手烟危害的活动。另外，可以通过动员行业组织（比如餐饮协会、宾馆协会等）来鼓励更多的场所参与到创建无烟场所中[17]。

第三节　全面无烟环境法律的有效实施

全面无烟环境法律生效后，由于吸烟作为长期形成的社会风俗习惯，不会因为法律的生效而在短期内得到转变。执法主体、场所、非政府组织、媒体和公众之间需要共同努力，在有效的执法机制下，共同推进法律实施和执法进程的开展。

根据国内外无烟环境法律的执法实践，确保法律的有效实施需要做好以下九个方面的工作。

一、制订执法计划

（一）制订执法计划的好处

制订计划的过程能让人们对法律有更深层次的认识和了解，使各部门在执法问题上能够尽快达成一致；起草和审阅执法计划有可能是推动跨部门合作的重要力量；是执法人员培训指南和有效实施法律的重要依据；执法计划是确定预算需求和阐释预算要求的重要文件[16,19]。

（二）执法计划应包括的主要内容

1.法律法规的总体介绍：制订背景、义务、处罚，以及执法权威；

2.各个机构的协调；

3.总体的执法策略；

4. 提供信息，管理免费电话；

5. 检查的类别；

6. 检查的标准；

7. 检查投诉的程序；

8. 检查程序；

9. 针对无烟环境法律的任何潜在的法律争议，咨询律师；

10. 评估培训需求，为执法主体提供相关帮助；

11. 监测和评估检查和执法过程；

12. 对资源的需求[2,8,16,19]。

为什么禁烟标识重要？

（1）对沟通和执法都很重要。

（2）禁烟标识告诉人们那里不准吸烟，提供警示作用。

（3）提供了场所管理者或公众要求吸烟者停止吸烟的根据。

（4）提供公众拨打投诉电话的号码。

（5）对检测人员来说，可以作为场所管理者是否鼓励遵守法律的简单标识。

（6）有助于建立无烟行为规范[16]。

禁烟标识的要求？

（1）使用国际标准和国内标准的禁烟标识。

（2）明确罚款的金额。

（3）法律的生效日期。

（4）标明提供投诉电话的号码。

（5）标明制定标识的单位[8]。

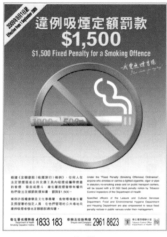
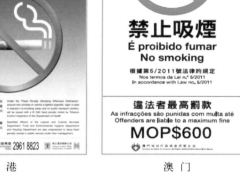
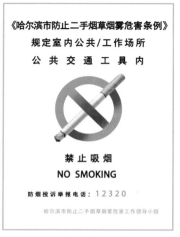

香 港　　　　　　　　　澳 门　　　　　　　　　哈尔滨

表2-1 执法任务和时间表[18]

任务和活动	法律通过前	法律实行前	法律实行当天	法律实施后
1. 指定负责协调法律实施的机构	●	●		
2. 邀请公民社会参与执法	●	●	●	●
3. 确保各机构之间的协调,包括联系人和合作协议等	●	●	●	●
4. 邀请执法专家参与提高法律	●			
5. 起草法律过程中遵循的策略 (1)避免法律文本不必要的复杂性 (2)执法权授予最有效的一个或多个机构 (3)规定明确的法律义务 (4)规定恰当的处罚 (5)预期并预防烟草业的干扰	●			
6. 与执法部门协调制订执法计划		●		
7. 明确实施法律的资源,包括执法及有效实施公众宣传教育		●		
8. 委派有经验的机构实施公众教育		●		
9. 制作法律要求的标识		●		
10. 建立网站		●		
11. 建立免费咨询和投诉电话		●		
12. 通过媒体提高公众的守法意识		●	●	●
13. 制作针对经营机构和雇主的宣传材料 (1)关于法律、生效日期及执法程序的通知函 (2)宣传材料的工具包 (3)通过网上提供信息下载		●	●	●
14. 积极开展媒体报道,应对反对声音		●	●	●
15. 制作执法员使用的工具和培训材料		●		●
16. 对执法监督人员提供培训		●	●	●
17. 管理免费咨询和投诉电话			●	●
18. 开展检查,主动和接到投诉后跟进处理			●	●
19. 咨询律师,应对对法律的挑战	●			
20. 检测和评估法律的遵守情况			●	●
21. 对公众教育和执法进行评估	●	●	●	●
22. 介绍进展和对法律的支持 (1)进行民意调查 (2)开展积极的媒体报道 (3)法律实施3个月、半年和1年时,庆祝法律的成功			●	●

二、简单、明确、可执行的法律文本或实施细则

法律文本的重要性往往被低估。执法者有时会遇到执法难的问题，或由于法律条款的不明确给执法带来不必要的麻烦。往往人们会认为这是执法问题，其实这也是一个立法问题，是法律规定不够全面的问题，而不仅仅是遵守法律的问题。立法如果全面、明确，执法和守法会变得更简单和有效率。

因此，在立法时，应努力排除干扰，依照《烟草控制框架公约》第8条及其实施准则的要求完成法律文本。立法应满足"简单、明了、便于执行和全面立法"的要求。

立法应：

1. 禁止在任何室内或封闭的公共或工作场所吸烟，没有例外。不允许设立吸烟室和吸烟区[2]。

2. 对相应的定义，如"吸烟"、"室内"或"封闭的"、"工作场所"和"公共场所"应明确[16,17]。

3. 包括有效的执法机制，比如：

（1）把责任赋予场所管理人，确保法律得到遵守；

（2）在禁止吸烟的场所，禁止摆放烟具；

（3）明确指定具体的执法权威机构；

（4）规定禁止吸烟场所要求张贴的禁烟标识的内容、大小和位置；

（5）规定对违反法律的简单行政流程，比如现场罚款；

（6）赋予执法机构充分的检查权[18,27]。

三、加强宣传和传播

公众及场所经营管理者知晓法律是遵法的基础。因此，在法律生效前后，根据本地的实际和特点，采取多种传播方式，告知公众及有关的人员，法律的生效日期、禁烟的场所、罚款金额及举报电话等信息[2,8]。

（一）法规颁布、生效及实施的初级阶段

对全面无烟环境法律进行充分宣传：让公众了解法律以及如何遵守，告知公众全面无烟环境法律的必要性[2,8]。宣传包括：

1. 向场所经营管理者分发信息资料和"无烟"标识。

2. 为场所经营管理者举办培训班。

3. 在全面无烟环境法律颁布时、生效时或者生效1个月后，举行新闻发布会。

4. 发动强大的媒体报道活动，以吸引公众注意。

5. 准备对全面无烟环境法律的成功案例进行后续报道，如受益于法律的员工和工作场所吸烟罚款的执行情况等。

6. 对公众和经营管理者进行充分的宣传。

7. 严格执法——报道惩罚案例，树立法规的威慑力。

（二）法律生效后的持续宣传

1. 维护全面无烟环境法律，坚持不懈地宣传无烟的好处[8]

· 通过电视广告、户外广告牌等大众传媒感谢公众支持并遵守无烟法规，宣传吸烟及二手烟危害。

· 用数据应对全面无烟环境法律的批评者，展示法律的有效性。

· 利用各种媒体及时发布监测数据证明无烟环境法规有效。

· 不断收集和分析立法前和立法后的数据，反击削弱或推翻全面无烟环境法律的企图。

· 进行旅游业等相关行业调查。如对旅行社调查，说明绝大多数游客在决定是否去旅游时并不询问其对吸烟的规定，参观文化景点和购物是游客主要兴趣所在，限制吸烟并不会改变任何一位游客前来旅游的决定，证明全面无烟环境法律实施后对旅游业没有负面影响。如对酒吧和餐厅的调查，证明全面无烟环境法律实施后大家更愿意到餐厅就餐，这带来了营业收入的增长。

2. 展示执行全面无烟环境法律的成功案例

· 使用数据展示法规的有效性和成功，如室内空气质量调查，工作中二手烟暴露情况调查。

· 持续使用新闻媒体— 新闻发布会、发稿。

· 引导媒体报道成功案例。

· 可以强调从无烟法规受益的真人真事，经济收益；可以采用一种庆祝的语调进行报道和宣传。

四、使所有场所经营管理者了解应承担的法律责任

场所经营管理者是确保法律有效实施的关键人群。政府不可能有足够的资源安排执法者定期检查每一个被管辖场所的遵守情况。因此，场所经营管理者对法律的充分了解并负起责任是法律有效实施的有力保证[17]。

（一）通过以下途径让场所经营管理者知晓法律的执行要点

1. 通过政府文件的形式告知场所经营管理者法律的要点。

2. 对经营管理者进行培训。明确经营管理者的义务，工作职责，法律责任，掌握监督、巡查、劝阻、引导技巧等。

3. 针对不同场所制作专门的指南。

4. 通过组织程序，让场所经营管理者签署协议，做出承诺，遵守法律和执行法律，依法创建全面无烟环境。

（二）明确场所经营者和管理者的责任

场所经营管理者有责任阻止在经营管理的场所吸烟。强烈建议场所经营管理者根据法律制订相应的阻止吸烟者或试图吸烟者的程序，这个程序应包括下列活动：

1. 在入口处和其他适当地点张贴禁止吸烟的明确标识

场所经营管理者负有在入口处和其他适当地点张贴禁止吸烟的明确标识的义务，明确告知在场所内吸烟是违法的。标识的形式和内容由有关部门决定，并显示电话号码或其他联系方式，以便于公众举报违法行为或进行投诉。此外，场所经营管理者还应该采取各种适当的方式，告知本单位职工和来访者。

2. 撤销任何吸烟用具

组织本单位贯彻落实全面无烟环境法律的相关规定，包括在有关地点撤销任何烟具（包括烟灰缸、打火机等）。

3. 监督法律在本单位所属范围内的遵守情况

这些措施包括请当事人不要吸烟，停止服务，请当事人离开现场以及与执法部门联系；向授权执法单位提供合理协助，处理违法人员；同时应保留个人在场所内违法吸烟，以及员工采取的行动和结果的书面记录。

4. 劝阻个人在无烟场所吸烟

场所经营管理者具有采取合理的步骤和方法，阻止个人在有关地点吸烟的义务。包括：请当事人不要吸烟，停止服务，请当事人离开现场以及与执法机构联系。

《英国控烟法》指南明确规定：员工应礼貌的要求吸烟者停止吸烟并安全的熄灭卷烟；告知吸烟者最近的可以合法吸烟的场所；告知吸烟者如继续吸烟可能受到的罚款及相应的惩罚；如果吸烟者继续吸烟，停止服务并劝其离开[8]。

5. 告知本场所人员承担的责任和义务

场所经营管理者应对本场所的工作人员进行培训，明确法律实施的关键点。

员工培训要点

经营管理者应该保证所有的员工，包括新员工，接受无烟政策相关的培训[8]。培训内容应包括：

- 明确职责，就是处理任何个人包括其他员工和经理的吸烟行为。
- 果断的劝阻。
- 确保自身安全。

记录事件

吸烟事件发生后，执法办公室将会收到投诉，场所经营管理者最重要的是能展示当时发生的事件[8]（表2-2）。记录这些事件应该包括：

- 日期和事件发生的时间。
- 在什么地方吸烟。
- 员工的行动（包括员工的名字）。
- 结局。
- 名字（如果知道）和违法吸烟者的描述。

表2-2 场所吸烟事件记录

日期和时间	事件描述（在什么地方吸烟，对吸烟者的描述）	采取了哪些行动	结果	经理名字

五、执法监督人员有效开展执法

（一）对于违法事实确凿并有法定依据的违法行为

可依以下程序当场作出处罚[28]：

1. 出示执法工作证。

2. 执法人员当场调查违法事实，制作现场检查、询问笔录，收集必要的证据。

3. 执法人员在处罚决定作出前，应当告知当事人作出处罚决定的事实、理由及依据，并告知当事人有权进行陈述和申辩。当事人进行申辩的，办案人员应当记入笔录。对属于听证范围的处罚案件应告知当事人有申请听证的权利。

4. 填写预定格式、编有号码的《当场处罚决定书》，其中应载明当事人的基本情况、违法行为、处罚依据、处罚种类、罚款数额、时间、地点、救济途径、执法机关名称，加盖执法机关印章。由执法人员、当事人签名或盖章，当场交付当事人。

5. 执行处罚。

（二）对于通过投诉、举报、其他机关移送、上级机关交办等途径发现、查处的违法行为

应按以下程序执行：

1. 立案

情节显著轻微，经教育当场改正的可以不予立案。

经查，执法人员认为违法、违规行为应当给予行政处罚的，应当填写《立案审批表》，附上证据及相关材料，报执法机关负责人批准立案。

对报批立案的案件，有关负责人应在收到《立案审批表》之日起2日内决定是否立案。批准立案调查的，调查人员不得少于2人。

2. 调查取证

立案后，执法人员应当及时进行调查，收集证据。必要时，可以进行检查。

执法人员对案件进行调查，应当收集的证据包括：书证、物证、证人证言、视听资料、当事人陈述、鉴定结论、现场勘验笔录等。

只有经调查属实的证据，才能作为处罚的依据。

执法人员应当收集、调取与案件有关的原始凭证作为书证。调取原始凭证有困难的，可以复制，但复制件应当标明"经核对与原件无异"，注明原件出处，并由出具书证人签章。

调查取证，应当制作《现场勘验、检查笔录》和《询问调查笔录》，并做好现场拍照或录音、录像工作，必要时，须绘制现场图。

进行现场勘验检查时，应有当事人在场。当事人不配合检查的，应当在《勘验、检查笔录》中注明。

执法人员收集证据，可以采取抽样取证的方法。在证据可能灭失或者以后难以取得的情况下，依据有关法律、法规、规章的规定，可以先行登记保存。作出处理决定后，当事人应及时办理物品领取手续，超过法律、法规规定期限的，按有关规定上缴国库。

执法人员认为需做进一步调查的，应向当事人发出《询问调查通知书》，告知当事人询问调查的时间和地点，并要求当事人提供相关资料。当事人无正当理由不按时接受询问调查的，不影响对案件的查处。

询问调查时，应当听取当事人陈述和申辩，制作《询问调查笔录》，并交当事人核阅后签章。

调查取证工作应于立案之日起3日内结束。重大、复杂的案件，经执法机关负责人批准，可以延长至10日。特大、疑难的案件，经上级执法机关负责人批准，可以适当延长时间。

3. 告知

办案人员在处罚决定作出前，应当告知当事人作出处罚决定的事实、理由及依据，并告知当事人有权进行陈述和申辩。当事人进行申辩的，办案人员应当记入笔录。对属于听证范围的处罚案件应告知当事人有申请听证的权利。

4. 送达处罚决定书

办案人员应向当事人送达处罚决定书,在宣告后当场交付当事人；当事人不在场的，应在7日内，采取挂号邮寄送达,也可以委托当地执法机关代为送达；无法采取前述几种方式送达的，可采取公告送达；公告送达的，自公告发布之日起经过60日视为送达。

5. 执行处罚。

（三）强制措施

当事人逾期不履行处罚决定的，作出处罚决定的机关可采取以下措施：

1. 不缴纳罚款的，依法每日按罚款数额的3%加处罚款。

2. 申请人民法院强制执行。

3. 情节严重的，经执法机关领导批准后可对其处以行政拘留。

（四）听证

对于较大数额的罚款（个人1000元，机构20 000元以上），被处罚者有权要求听证，听证的相关组织费用由执法机关承担。听证依照以下程序组织：

1. 当事人要求听证的，应当在执法机关告知后3日内提出。

2. 执法机关应当在听证的7日前，通知当事人举行听证的时间、地点。

3. 除涉及国家秘密、商业秘密或者个人隐私外，听证应公开举行。

4. 听证由执法机关指定的非本案调查人员主持；当事人认为主持人与本案有直接利害关系的，有权申请回避。

5. 当事人可以亲自参加听证，也可以委托1~2人代理。

6. 举行听证时，调查人员提出当事人违法的事实、证据和行政处罚建议；当事人进行申辩和质证。

7. 听证应当制作笔录；笔录应当交当事人审核无误后签字或者盖章。

《广州市控制吸烟条例》处罚程序[11]

针对个人吸烟行为：要求必须是两名执法人员到场，出示你的执法证件，需要照相取证，以获得事实证明。填写现场处罚决定书和广东省的收费收据，决定书分为三联，执法者保留一联，给违法者一联，上交上级主管单位一联。对个人罚款50块钱现金直接上交市财政局的专用帐户。

对餐饮服务经营者或者管理者吸烟区设置的问题：要求两名执法人员到场出示身份证、执法证件，照相取证，对违法现象进行取证，不同的人做现场检查笔录。然后要填写责令改正通知书，要求他限期改正，比如说7天，如果吸烟区设置涉及到硬件改造的话可能是15天或者20天，这个时间可以根据实际情况进行决定。当限期改正期限到了以后拒不

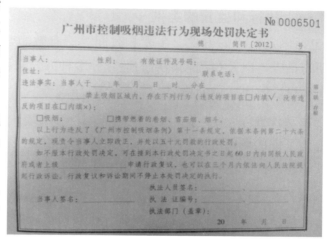

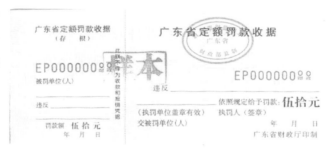

改正的，需要填写现场检查笔录和行政处罚预先告知书，准备开展行政处罚的一般程序。

六、明确执法机制

在实施决策方面的一致意见十分重要，比如：总体的侧重点是教育、告知和警告等"软"的执法方式，还是处以罚金和其他处罚措施；从法律的生效日期开始就严格执法，还是需要提供一个开始阶段的"缓冲期"。

多个国家和地区的经验表明：对早期的违法行为果断迅速做出反应很重要，可以使人们打消法律能否得到贯彻执行的顾虑。建议不采用"缓冲期"的做法。

　　苏格兰：法律实施早期对违法行为迅速果断的执法或做出反应被认为是执法工作成功的重要因素。

　　意大利：法律于2005年1月10日午夜生效，仅过了1分钟，那不勒斯的警察就处罚了一名在酒吧吸烟的年轻男子。

　　需要告知公众包括罚款在内的真正执法行为实施的准确日期，并且对此严格遵照执行。

（一）执行和监督的类别

　　包括确定执法的方式、步骤和时间等。有效的监督机制应当把定期视察与不定期的抽查，以及接到投诉后的巡查等多种方式有机结合起来。即：主动检查和收到举报后做出反应的检查。

　　1. 主动检查

　　是为了评估场所的守法情况，并向其提供相关法律信息和改进措施。这类检查可以单独进行，也可以作为卫生和安全例行检查的一部分进行。

　　2. 做出反应的检查

　　在对场所的守法情况进行检查前，执法人员应向场所出示可证明其身份的证件。如果法律允许，也可以采取暗访等形式提高执法效率。

（二）调查、处理投诉的程序

　　确定处理投诉的部门、投诉渠道、处理投诉的程序、投诉处理的反馈机制等。从收到投诉，到将其记录在案，处理投诉的程序可以包括：

- 评估投诉属于何种性质，如举报、问询、建议、求助等。
- 开展检查和（或）采取其他恰当的行动，如：口头或书面警告。应优先安排针对被举报对象的检查。
- 告知投诉人已对被投诉对象进行调查，或已采取恰当行为。
- 将投诉记录和后续调查、处理记录整理归档。

（三）检查和调查程序

　　需要考虑的主要问题包括：

　　1. 评估守法情况

　　执法人员需要评估场所的经营管理者是否已经严格按照法律的要求劝诫吸烟行为，是否根据法律制定了相关的管理程序等。

　　例如，评估的问题可以包括：是否张贴了法律要求的禁止吸烟标识；是否有处理吸烟行为的程序；员工对禁烟政策的认识情况；是否对员工进行了有关控烟法律的培训；不摆放烟灰缸；与吸烟有关的投诉和事件的记录。

2. 收集并保存证据

检查员需收集并保存数据，包括证人证言和其他形式的证据。证据的标准各个国家和地区有所不同，一些地区的经验表明，给检查员配备照相机或摄像机对执法有很大帮助。

3. 对非法行为的处罚办法

有执法权的检查员需要判断是否进行处罚以及处罚的标准。一般认为重要的参考因素有：初犯还是累犯，故意还是过失，是否存在故意欺骗或者妨碍检查员的情况等。

4. 检查、调查报告和给违法者的通知

检查员需要填写事件处理报告并归档，详细记录事件的处理过程。

七、建立监督评估机制

监测和评估对了解执法计划的优缺点、修订执法策略、总体评价无烟环境执法成功与否都至关重要。总的评估能反映法律的遵守情况，使公众了解执法主体是否采取了有效的执法行动。监测的数据可以用来指导法律的修订。

（一）设立免费的监督投诉电话

1. 配备专职接线员和数据分析人员，负责培训、接听、处理、汇总、分析，并协调各执法部门对投诉案例和举报电话的有效受理。

2. 确保监督电话畅通：确定监督电话的主管部门、接线人员的工作职责等。

3. 通过各种渠道公布举报电话：在禁烟场所显著位置标示出控烟举报电话，动员公众进行监督。

（二）建立执法数据库

为了确保对执法的有效监督，需要将所有与确保无烟环境法律有效实施的活动详细地记录在案，建立能够集中收集和跟踪相关执法信息的机制。包括：

1. 收到的投诉数量。

2. 检查报告的文本资料。

3. 记录的违法行为的数量和性质。

4. 执法行动的次数和罚款数额。

5. 成功的执法行动所占的百分比。

6. 检查和执法的费用支出。

（三）组织执法评估，确保实施效果

测量法律实施前后相关指标的变化情况可以客观地衡量全面无烟环境法律执行的效果及对社会的影响[2]。这些指标包括：

1. 执法机关开展执法活动的数量。

2. 达到标准的无烟单位的比例。

3. 场所内二手烟雾的浓度。

4. 接到监督电话，处理举报的情况。

5. 对场所管理人进行培训的情况。

6. 劝阻吸烟的情况。

八、保证法律执行的资源

实施无烟法律需要的资源包括：

1. 有关法律出台前后和执行期间的宣传经费。

2. 培训执法检查人员的经费。

3. 民意调查经费。

4. 依从性调查或监测经费。

5. 公众投诉热线的人工费用。

6. 执行初期的监督人员费用。

7. 调查和起诉违法人员、机构的费用。

8. 监测和评估活动的费用[8,16,18]。

九、社会组织和团体的参与

1. 配合政府部门的宣传活动，确保公众理解和支持全面无烟环境法律。

2. 采取各种措施和方法（包括提案和议案、报告、谏言、调研报告、评估报告等）支持政府实施创建全面无烟环境的法律。

3. 搭建政府和公民之间桥梁，传导政府政策，反映民众诉求。

4. 结合自身特点，与媒体合作，创造有利于全面无烟环境法律实施的舆论氛围。

5. 组织独立调研和评估，监督全面无烟环境法律的有效实施。

6. 揭露烟草企业反控烟活动[25]。

参考文献

[1] 世界卫生组织.《烟草控制框架公约》. 日内瓦：世界卫生组织出版社，2003.

[2] 世界卫生组织.《烟草控制框架公约第8条：防止接触烟草烟雾准则》. 日内瓦：世界卫生组织出版社，2008.

[3] 《哈尔滨市防止二手烟草烟雾危害条例》，2012.

[4] 《乌拉圭吸烟控制规定》，2008.

[5] 香港特别行政区《2006吸烟（公共卫生）（修订）条例》，2006.

[6] 澳门特别行政区《预防及控制吸烟制度》，2011.

[7] 《上海市控制吸烟条例》，2010.

[8] Institute of Environment of Health. Implementation of smoke free legislation in England[M/OL]. 2008. [2013-01-20]. http://www.cieh.org/uploadedFiles/Core/ Policy/Public_health/Smokefree_work_places_and_public_places/Smokefree_ Shisha_bars_guidance(1).pdf.

[9] 《互联网上网服务营业场所管理条例》，2002.

[9] 《中华人民共和国消防法》，2008.

[10] 《广州市控制吸烟条例》，2010.

[11] 《墨西哥保护联邦地区非吸烟者健康法》，2008.

[12] 《中华人民共和国立法法》，2000.

[13] World Health Organization, International Agency for Research on Cancer IARC. Evaluating the Effectiveness of Smoke-free Policies. Geneva: WHO Press, 2009.

[14] 世界卫生组织.《创建无烟城市指南》. 日内瓦：世界卫生组织出版社，2012年.

[15] Global Smoke free Partnership. Smoke free air law enforcement:lessons from the

[16] field[M/OL]. [2013--1-20]. http://www.world-heart-federation.org/fileadmin/user_ upload/documents/Tobacco/Smokefree-Air-Law-Enforcement-Lessons-from-the- Field.pdf.

[17] 全无烟合作组织. 无烟空气法律执法：实地经验汇总，2009.

[18] World Health Organization. Protection from exposure to second-hand tobacco smoke-policy recommendations. Geneva: WHO Press, 2007.

[19] Pan American Health Organization. Developing Legislation for Tobacco Control.

[20] ASH Scotland Briefing Smoke-Free Legislation in Scotland: The Legislative

Process. [2013-01-20]. http://www.paho.org/English/HPP/HPM/TOH/tobacco_legislation.htm

[21] 卫生部.《2007年中国控制吸烟报告》.

[22] 卫生部.《2008年中国控制吸烟报告》.

[23] Jon Dawson.墨西哥创建100%无烟城市的经验.

[24] Amarican cancer society. Strategy Planning for Tobaco Control Advocacy.

[25] Global Smoke free Partnership. Status Report on Article 8.

[26] Smokefree Partnership. Lifting the smokescreen.

[27] 《中华人民共和国行政处罚法》, 1996.

创建无烟场所是实现无烟环境的工作重点之一。无论是有创建无烟环境立法意愿的城市还是没有立法意愿的城市，无论是在立法前，还是在立法后，都需要开展无烟场所创建活动。对于有立法意愿的城市，创建无烟场所可以为立法提供依据和典型案例；对于没有打算立法以及没有无烟环境政策的城市，创建无烟场所也是保障非吸烟者免受二手烟暴露的最基本手段[1]。

　　本章提供全面无烟公共场所和工作场所的标准、策略、步骤以及创建全面无烟公共场所和工作场所的最佳实践，是支持和实施全面无烟政策工具包的一部分，主要供各行业（机构）的管理人员、卫生专业人员和其他相关人员使用，以实现指导无烟场所创建，提高无烟场所比例，并最终实现全面无烟环境的目标。

第三章　场所创建

第一节 无烟环境标准和策略

一、全面无烟公共场所和工作场所的标准

1. 所有室内场所应做到无人吸烟、无烟味、无烟头。

2. 有符合创建全面无烟环境原则的控烟制度和有效的实施措施。

3. 室内场所无吸烟区域、吸烟室及吸烟工具。

4. 场所入口处有明确的提示进入无烟场所标志，场所内所有区域有明显的禁烟标识，有配合无烟环境创建的宣传材料。

5. 设有控烟监督员，对场所内的吸烟行为进行劝阻。

6. 所属区域内无烟草广告，无烟草赞助与促销活动。

二、创建全面无烟公共场所和工作场所的策略

1. 制定符合全面无烟标准的制度。

2. 有专人负责控烟工作。

3. 对工作人员开展场所创建相关知识的培训。

4. 开展公众教育和媒体宣传。

5. 加强监督与评估，确保实现无烟场所。

第二节 创建全面无烟环境的实施步骤

通常情况下，创建全面无烟公共场所和工作场所需经历五个阶段：准备、启动、实施、评估和维持。准备阶段历时1~3个月，启动到评估3~9个月，之后是维持阶段。各单位可以根据自身情况制订创建工作时间表。

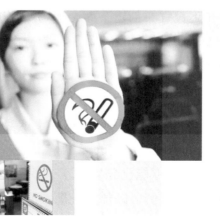

宣传活动在全面无烟公共场所和工作场所的创建过程中不可忽视[2]，要贯穿于实施过程的各个步骤。同时，要根据目标调整，有针对性地改变宣传的内容和方法。

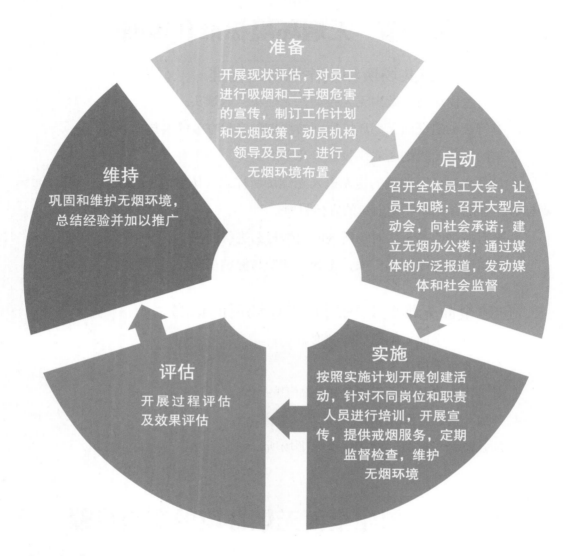

步骤1 准备

建议在正式宣布创建全面无烟场所前进行充足的准备，了解创建机构的准备状态及现状，动员领导层及员工，营造支持性环境。但是准备阶段不能过长，一般不要超过3个月。推荐活动如下：

（一）开展现状评估

可以通过对员工进行吸烟与二手烟暴露问卷调查（附录4）、对领导者和管理层进行访谈、对机构内的无烟情况进行观察和记录等方式开展现状评估（表3-1）。许多机构可能已经实施了一些无烟政策或其他相关工作，对此，有必要对这些工作进行评价，以便更好地开展全面无烟场所创建。

表3-1 现状评估

活动形式	内　　容
查阅机构既往资料	了解机构内现有的无烟政策和规定； 了解可以利用的现有资源（如机构已有的健康促进活动，如健康讲座、健身活动等）
与机构领导者或管理层进行充足的沟通	了解领导层的吸烟情况及其对无烟工作的支持态度
以机构内部通知的形式征求职工意见	了解职工对烟草危害的认知程度及对创建无烟机构的态度
了解职工吸烟和工作场所二手烟暴露的现状	了解无烟环境的布置情况（工作场所内是否有无烟标识）； 了解职工的二手烟暴露情况； 查看可能设置为吸烟区域的室外场地

（二）成立工作组

工作组由机构高级管理层牵头，医疗保健部门和其他有关部门形成多部门工作组，以激发员工的积极性、调动各部门的资源。

工作组成员可以包括以下部门代表：

1. 人力资源部门。

2. 后勤、设备管理维修部门。

3. 工会。

4. 医疗保健部门。

5. 职工培训部门。

6. 宣传部门。

7. 职工志愿者服务组织。

（三）制订工作计划和无烟政策

参考现状评估结果和全面无烟环境标准，制订可行的创建计划和无烟政策；邀请员工代表对禁烟标识、健康警语、宣传材料等的设置进行讨论；建立健全控烟监督管理机制，设立控烟监督员及监督举报电话。

1. 工作计划[3]

（1）明确各部门的职责。

（2）讨论无烟政策的起草和通过程序。

（3）讨论召开启动会的形式。

（4）制订无烟政策实施细则，包括执行、监督和评估等内容。

（5）制订控烟宣传的策略、途径和活动。

（6）制订职工培训计划。

（7）向吸烟职工提供戒烟帮助。

2. 无烟政策要点[3]

（1）明确全面无烟的定义。

（2）划定禁烟区域。

（3）对本单位工作人员和外部来访者的要求和限定。

（4）机构内部拒绝烟草制品销售、广告和赞助。

（5）机构禁烟区域内不能摆放烟具。

（6）明确奖惩制度。

（7）明确各部门职责，明确控烟监督员的责任。

（8）公布机构监督电话和投诉程序。

（9）提供戒烟帮助信息。

（10）无烟政策开始执行的时间，具体负责部门等。

（四）取得领导支持

领导层对无烟场所创建活动支持与否，会在很大程度上影响活动本身的效果。因此，在活动开始之前，应对领导层集中进行宣传，告知领导层吸烟和二手烟的危害，以及营造无烟环境对美化办公环境、减少医疗支出等方面有重要意义，尽力取得领导层对于无烟场所创建活动的支持[4]。

美国通用公司中国区的经验

通用公司健康部门对比无烟场所创建前后员工吸烟造成的医疗费用、误工损失等，发现实行场所无烟后员工医疗费用降低，误工减少，由此带来的收益要远远高于无烟场所创建活动所需要的花费。基于该数据支持，通用公司健康部门取得了领导层对无烟环境的长久支持，并积极推广到集团各个地区办事处和部门。

（五）布置环境

根据机构的具体情况在场所入口处和场所内相应区域设置明显的禁烟标识。场所内开展配合无烟环境创建的相应宣传，包括展板、横幅和移动电视等。在室外区域设置符合标准的吸烟区，并进行指引。

- 工作场所入口处、访客登记处等应设置醒目的禁烟标识。
- 工作场所内一些重点区域应设置醒目的禁烟标识，如男厕、茶水间等（根据准备阶段对工作环境的观察定义重点区域）。
- 根据机构自身的无烟定义，在室外设置吸烟区，并进行指引。

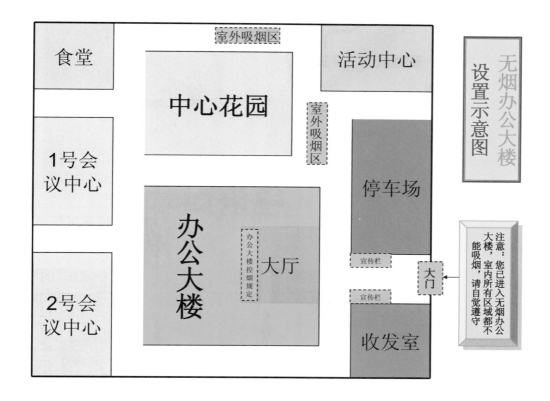

重点布置的场所范例：

（1）场所入口处：入口处很重要，让来访者第一时间即意识到在本场所不能吸烟。

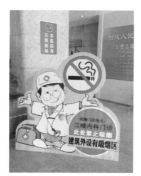 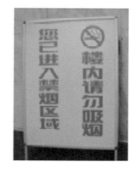

入口处有清晰明显的禁烟提示牌

（2）各类地点的无烟环境布置：等候厅、办公室、会议室、走廊、楼梯、电梯等场所需要有一定数量、尺寸足够大、张贴位置显眼的禁烟标志。

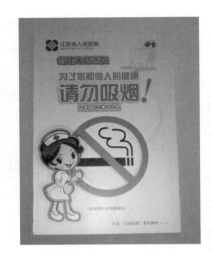

（3）布置宣传材料：充分利用展板、宣传栏、视频、电子液晶屏等多种材料开展控烟宣传。

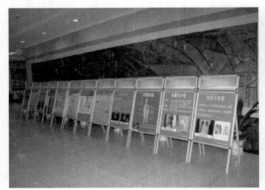
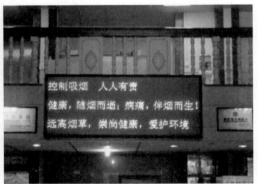

江苏省人民医院开发的控烟宣传展板　　　　　　使用电子液晶屏滚动播出控烟宣传口号

（4）室外吸烟区：在不能实现机构室内外区域全面无烟的情况下，可在室外设立吸烟区过渡。应满足以下标准：

- 非封闭的空间，有利空气流通。
- 符合消防安全要求。
- 设置明显的标志及引导标识。
- 与非吸烟区（即建筑物）隔离。
- 远离人员密集区域和行人必经的主要通道。

①室外吸烟区较好案例

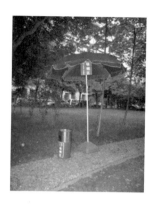

吸烟区设在室外，不是封闭的空间，不是必经通道，也没有座椅等。

②不宜设置室外吸烟区的地方

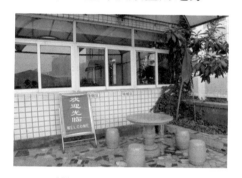

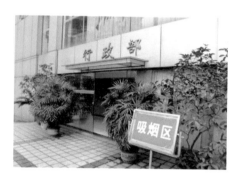

错误：室外吸烟区靠近窗户

错误：室外吸烟区在建筑物前方入口和主要通道附近

步骤2 启动

正式启动无烟场所的创建工作。通过各种渠道让员工知晓该机构正在创建无烟工作环境。推荐活动如下：

- 召开全体员工大会，让员工知晓无烟场所创建活动正式启动，并公布本单位的无烟规定。
- 采用各种传播途径（如群发邮件、宣传栏、通讯期刊等），向全体员工宣布实施创建活动的通知，并附上无烟政策和计划开展的活动等。
- 在新员工培训时，向新员工声明单位内部的无烟政策。
- 在场所内部张贴无烟政策和奖惩措施，如食堂、电梯间和茶水间等。
- 邀请媒体报道，使公众知晓，动员社会监督。

步骤三 实施

启动无烟场所创建后，需要配合一系列后续的措施和活动来维持场所内全面无烟环境。此时，应该有组织地开展各类控烟主题活动，同时在常规员工活动中加入无烟环境创建的内容，充分调动员工的积极性；在各类会议中开展多种形式的控烟宣传活动。推荐活动如下[2]：

（一）宣传教育活动

1. 宣传无烟制度

在单位举办的活动中强调单位的无烟制度，比如单位的植树活动、运动会、单位年会等。在活动的通知中强调活动时要遵守无烟制度，在活动进行过程中也可以适时进行无烟制度的宣传。建议在无烟制度实施当天，由机构负责人向全体员工发送邮件或公开信，动员大家遵守无烟制度。

2. 宣传吸烟和二手烟危害知识

开展不同形式的吸烟与二手烟健康危害宣传活动，如控烟讲座、控烟电子邮件、宣传栏、内部期刊、控烟日历等。

3. 面向社会宣传，接受社会监督和支持

通过宣传，让公众知晓无烟场所创建工作，鼓励公共监督。充分利用媒体的力量，追踪亮点活动，并接受媒体监督。各场所还可以根据情况开展合适的宣传。

例如：

在机构内（如医务室等）设立兑换点，吸烟的职工可以用他们的烟草制品兑换一些小零食（如口香糖、棒棒糖或水果等）或尼古丁替代产品（咀嚼胶、含片、贴片等）。

如吸烟员工坚持不在机构无烟区域吸烟，单位可提供一些物质奖励或精神奖励。

鼓励吸烟员工和不吸烟员工结成帮助小组，在吸烟者戒烟期间给予鼓励和帮助。

（二）人员培训

应针对全体员工、监督员、控烟工作小组成员开展不同层面的培训，赋予执行无烟制度的人员相应的职责，并告知他们如何执行无烟制度，通过培训加强无烟政策的有效执行。在聘用新员工时，也要加强对无烟环境创建的培训，要告知本单位是无烟单位，在新人培训时告知其无烟场所的有关规定（表3-2）。

表3-2 人员培训

培训对象	培训内容	培训目的
全体员工	1.吸烟和二手烟暴露的危害和无创建无烟机构的健康益处 2.无烟政策执行细节（奖惩制度）	1.了解吸烟和二手烟暴露的危害 2.熟悉机构控烟相关规定
控烟监督员	1.熟悉无烟环境的规章制度和奖惩细节 2.对违规职工和来访者的提醒、引导及劝阻吸烟技巧（见工具包：控烟监督员劝阻技巧）	1.提高监督员劝阻非吸烟区吸烟的成功率 2.按章执行机构无烟政策

（三）提供戒烟帮助

研究显示，随着工作场所无烟化的实施，吸烟员工对戒烟的需求会有所增加[5]。各机构可以根据自身情况开展戒烟动员并提供帮助，如向吸烟者和吸烟者家人介绍戒烟的益处、向希望戒烟的员工介绍专业的戒烟帮助、动员同事朋友及家人的支持，以及分享成功戒烟的经验。戒烟帮助资源包括戒烟药物、戒烟门诊、戒烟热线以及自助戒烟工具，如智能手机应用、电脑桌面提醒程序、戒烟日记和图书等[6]。在员工戒烟期间，单位和员工家人可以根据强化期和巩固期的不同阶段按不同频率对戒烟员工进行提醒和随访，协助员工实现戒烟的目标。

（四）定期监督检查，落实奖惩制度

按照规定，明确应履行的控烟职责。

控烟监督员可以进行日常的提醒、监督和检查；各部门应制订本部门控烟监督员，由专人负责本部门的控烟监督和检查；监督员应配备检查手册，标明需要检查的区域、检查日期等内容，每次检查需要进行记录（表3-3）。检查手册由控烟监督员填写，至少每两周检查一次。如果发现有吸烟者，应上前劝阻，并做好吸烟情况记录。检查地点包括：本部门的所有办公室，部门范围内的走廊、楼梯、水房、复印室和卫生间等。检查过程中，如发现烟具、烟头或者烟味，请在检查手册上记录；如发现有吸烟者，请记录其姓名，如为外来者，请在备注一项写明外来者拜访人员姓名。吸烟者和监督员都要签字。

表3-3 定期检查记录

填写实例： 检查时间：2010年4月20日				监督员签字：李四		
地点	烟具	烟头	烟味	吸烟者	吸烟者签字	备注
食堂						
院内			√	张三	张三	
一层大厅		√				

控烟工作组，在无烟政策开始实施的前3个月可以每周向管理层和员工反馈一次日常督导的结果。根据实施情况，反馈的频率可以从每周一次调整到每月一次，一年以后在实施状况良好的情况下可以半年一次。根据检查结果，控烟工作组可以将各部门表现排名，把表现不理想的部门列为工作重点部门，有针对性地对部门管理层和员工加强教育。

此外，应该严格遵照本场所"无烟政策"中对于奖惩方面的规定，对违规行为进行处罚，对符合褒奖的行为给予奖励。

例如：在单位多部门中开展竞赛，综合多次检查结果，对无烟环境保持好的部门在年度总结的时候进行表扬或嘉奖。

（五）控烟监督员劝阻技巧

根据经验，只要在工作场所内张贴禁烟标志，大部分吸烟者经监督人员礼貌劝阻后，都会顺应要求熄灭烟草制品或离开禁止吸烟区。

监督员做出劝阻时，应先明确表示室内工作场所属于禁止吸烟区，并以礼貌态度及适当言辞，如"麻烦您"、"请您"、"不好意思"等劝阻，吸烟者了解禁烟规定后一般都会熄灭手中的烟草制品。

以下是一些劝阻用语的建议：

——"您好，不好意思，单位政策规定室内不能抽烟，麻烦请把烟熄灭。"

——"您好，单位的室内工作区域已经全面禁烟，请不要抽烟，谢谢配合。"

——"您好，二手烟会影响到其他同事，麻烦您把烟熄灭，或者到室外的吸烟区吸烟。"

另外需要注意的是，监督员在做出劝阻时，切勿以命令式语气要求吸烟者熄灭烟草制品，例如"喂，这里不许吸烟"，以免引起冲突或争吵。

小知识：破窗效应

有学者发现：如果有人打坏了一幢建筑物的窗户玻璃，而这扇窗户又得不到及时的维修，其他人就可能受到某些示范性的纵容去打烂更多的窗户。

同理：如果吸烟行为未被及时制止，其他人也会跟着吸烟。所以及时制止吸烟行为很重要。

步骤4 评估

了解无烟工作计划的完成情况，评价创建效果，总结成功和失败经验。各场所可根据《无烟政策执行情况评估表》（参见附录5）进行自我测评；并根据自身的情况，制订阶段性目标，评估是否已达标，找出实施过程中薄弱的部分；也可将评估结果纳入部门考评体系中（详细的评估方案可见本书第五章）。

1. 过程评估指标[3]

（1）是否有工作计划、工作计划完成情况。

（2）监督员人数和工作情况。

（3）培训内容、次数。

（4）机构开展的活动。

（5）定期公布执行情况（有多少人在哪些地方吸烟）。

2. 效果评估指标[3]

（1）是否达到无烟机关、无烟单位的标准。

（2）职工对烟草和二手烟暴露危害、机关和单位相关政策的认识。

（3）职工在室内工作场所二手烟暴露情况，有条件的机关和单位可以监测工作场所重点区域的PM2.5或尼古丁浓度。

（4）职工对机构实施工作场所无烟的满意度。

步骤5 维持

· 保持创建无烟工作场所和公共场所的效果，使无烟环境工作常态化。

· 将无烟工作场所和公共场所活动列入每年的行政工作计划，如新员工培训、健康日、世界无烟日（5月31日）前后开展无烟承诺周、承诺月等活动。

· 将无烟制度列入办公室管理流程，并作为相关部门的工作内容进行年度汇报，如要求相关负责部门每年年度汇报中提交所开展的无烟活动。

· 每隔一段时间，如一年，控烟工作组对无烟环境进行实地检查，评估是否符合无烟标准。

第三节 无烟卫生部机关创建案例

2009年5月20日，卫生部、国家中医药管理局、总后勤部卫生部和武警部队后勤部联合印发了《关于2011年起全国医疗卫生系统全面禁烟的决定》，要求到2011年实现卫生行政部门和医疗卫生机构全面禁烟目标。2010年，卫生部成功创建无烟卫生部机关，成为全国创建无烟单位的表率。开展的活动如下：

（一）成立创建无烟卫生部机关活动领导小组

成立"创建无烟卫生部机关工作领导小组"（以下简称领导小组），领导小组由卫生部部长任组长，两位副部长任副组长，各司局和驻楼各单位负责同志为成员。

创建无烟卫生部机关工作领导小组及办公室成员与职责

领导小组：

组　　长：陈竺

副组长：刘谦　尹力

成　　员：薛晓林、王苏阳、刘殿奎、汪建荣、张国新、孔灵芝、张朝阳、杨青、秦耕、赵明钢、张宗久、苏志、郑宏、刘登峰、任明辉、葛晓萍、窦熙照、张斌、申红中、钱啸森、胡光、王才有

办公室成员：许培海、王忱、赵树理、霍小军、米燕平、于明珠、诸宏明、李新华、石琦、樊静、高学成、妥佳、韩会学、陈昕煜、胡美奇、李旭亮、曾晟堂、杜新萍、吴连存、汪照全、胡建平、吴克军、祝君祥、郎晓东

　　领导小组负责对部机关创建活动的组织领导，办公室负责讨论制订创建实施方案、各项奖惩制度和联合监督检查等。办公室日常工作由机关服务中心（部五委会）承担，并具体负责组织各项创建活动，妇社司健教处予以全面支持配合。办公室成员同时也是本单位控烟联络员和监督员，负责本单位日常控烟的宣传和监督管理工作。

（二）制定、印发创建无烟卫生部机关实施方案和无烟卫生部机关管理规定

讨论、制定创建无烟卫生部机关实施方案和无烟卫生部机关管理规定，并以办公厅发文形式印发给卫生部机关各司局、驻楼各单位。

无烟卫生部机关管理规定

一、卫生部机关办公大楼内全面无烟，即无人吸烟、无烟味、无烟头。禁烟区域包括楼内所有场所。

二、成立创建无烟卫生部机关工作领导小组及办公室。

三、卫生部机关办公大楼内职工（以下简称为职工，含借调人员）应当树立从我做起的意识，争当控烟表率，自觉不在禁烟区域吸烟，不给他人递烟，不给领导敬烟，不接受他人敬烟。

四、在卫生部机关大楼外设立室外吸烟区，职工和来访者只能在室外吸烟区内吸烟。

五、会议室、传达室、机关大楼入口处、一楼大厅、地下车库、食堂、楼梯、洗手间等重点区域张贴醒目的禁烟标识。一楼大厅会客区摆放控烟宣传材料与戒烟指导手册供取阅。

六、每年开展多种形式的控烟宣传活动。

七、办公大楼内禁止销售烟草制品，禁止摆放烟缸烟具，禁止发放各种形式的烟草广告。

八、鼓励和帮助吸烟职工戒烟，对主动戒烟并成功戒烟一年的职工给予奖励500元。

九、领导小组办公室成员负责本司局（本单位）的控烟巡查，机关服务中心房管物业处负责来访者的控烟巡查。设立控烟监督举报电话（2371）和举报信箱（食堂门口意见箱）。

十、职工在办公大楼内吸烟或摆放烟缸烟具，发现1次通报批评，发现3次建议取消当年评选优秀公务员资格。司局一年内发现超过3人次在办公大楼内吸烟或摆放烟缸烟具，建议取消当年该司局创建无烟卫生部机关工作领导小组成员的评选优秀公务员资格。来访者在办公大楼内吸烟，被访者有义务进行劝阻，如不听劝阻的，由领导小组办公室成员给予批评教育。

十一、每位职工都有义务对控烟工作进行宣传和监督，对吸烟者耐心劝阻，坚决制止。对举报他人吸烟的，经查实给予奖励100元。

十二、领导小组办公室每季度进行抽查，不定期组织开展联合检查，并通报结果。

十三、创建无烟卫生部机关工作领导小组办公室负责本规定的监督、检查和解释。

十四、本规定自2010年5月31日起施行。

（三）创建无烟卫生部的通知

卫生部办公厅文件

卫办妇社发〔2010〕75 号

卫生部办公厅关于印发
《无烟卫生部机关管理规定》的通知

部机关各司局，驻楼各单位：

  为积极营造清洁健康的工作环境，保护楼内工作人员及来访者免受烟草烟雾危害，促进职工身体健康，依据《关于 2011 年起全国医疗卫生系统全面禁烟的决定》和《无烟医疗卫生机构标准（试行）》等文件规定，结合部机关实际，制定了《无烟卫生部机关管理规定》。现印发给你们，请遵照执行。

二〇一〇年五月四日

（信息公开形式：主动公开）

— 1 —

（四）职工吸烟情况及室内PM2.5基线调查

对卫生部机关办公大楼内职工吸烟情况、烟草危害知识掌握情况、对控烟工作态度等进行实名调查。

（五）无烟卫生部机关环境布置

在卫生部机关传达室门口、办公大楼入口处树立禁烟提示牌。利用一楼大厅电子屏幕、食堂外宣传栏、各司局宣传栏等向职工宣传创建无烟卫生部机关工作、无烟卫生部机关管理规定和控烟知识等。在一楼大厅会客处摆放报架提供控烟宣传资料和戒烟指导手册，供取阅。在重点区域张贴、悬挂禁烟标识和监督举报电话。

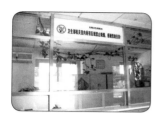

来访登记处

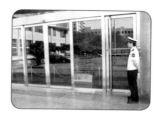

大楼入口处

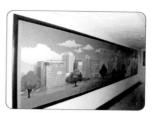

走廊

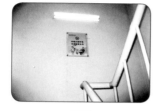

楼梯

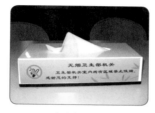

食堂纸巾盒

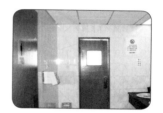

男卫生间

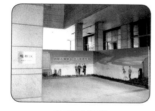

室外吸烟区

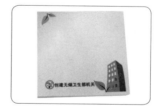

便签纸

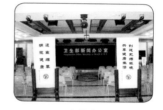

会议室

卫生部机关无烟环境布置

（六）召开创建无烟卫生部机关新闻发布会

卫生部例行新闻发布会上，发布启动创建无烟卫生部机关相关新闻，接受社会各界监督。

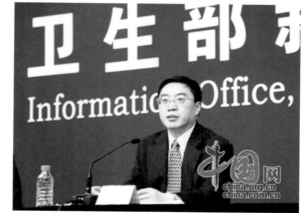

原卫生部妇社司杨青司长召开无烟卫生部新闻发布会

（七）开展多种形式的控烟健康教育活动

不定期开发制作创建无烟卫生部机关活动宣传专栏，举办控烟知识讲座，提供戒烟咨询服务。

（八）开展创建无烟卫生部机关监督巡查工作

设立控烟巡查员，领导小组办公室成员负责本单位的控烟巡查工作，机关服务中心房管物业处负责来访者的控烟监督巡查工作。控烟巡查员做好劝阻和吸烟情况记录，每月向领导小组办公室汇报。

（九）开展戒烟咨询服务，提供戒烟帮助

委托朝阳医院和中日友好医院来卫生部机关为职工提供戒烟指导和戒烟咨询服务，并根据需要提供戒烟药物，帮助吸烟职工积极戒烟。

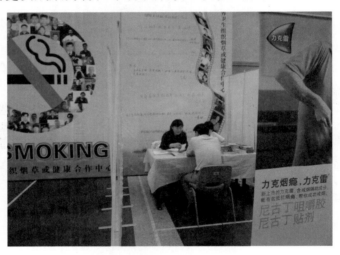

邀请戒烟专家为吸烟者提供戒烟帮助

（十）开展创建无烟卫生部机关监督巡查工作

设立控烟巡查员，领导小组办公室成员负责本单位的控烟巡查工作，机关服务中心房管物业处负责来访者的控烟监督巡查工作。控烟巡查员做好劝阻和吸烟情况记录，每月向领导小组办公室汇报。

（十一）考核评估工作

委托中国控制吸烟协会对卫生部机关创建工作进行第三方评估，并将评估结果上报领导小组进行通报。开展职工吸烟情况终末调查。

参考文献

[1] 世界卫生组织.《创建无烟城市指南》.日内瓦:世界卫生组织出版社,2012.

[2] 中国控制吸烟协会,中国医院协会.《医院控制吸烟指导手册》.北京:北京大学医学出版社,2009.

[3] 中国疾病预防控制中心控烟办公室.《全面无烟公共场所和工作场所创建指南》.(2010-11-28)[2013-03-06]. http://www.tcrc.org.cn/html/zy/cbw/bh/1622.html.

[4] U.S.Department of Health and Human Services, Centers for Disease Controland Prevention Office on Smoking and Health, Wellness Councils of America.《Making Your Workplace Smokefree - A Decision Maker's Guide》. [2013-05-29]. http://www.cancer.org/myacs/highplainshawaiipacific/programsandservices/making-your-workplace-smokefree.

[5] Fong GT, Hyland A, Borland R, et al. Reductions in tobacco smoke pollution and increases in support for smoke-free public places following the implementation of comprehensive smoke-free workplace legislation in the Republic of Ireland: findings from the ITC Ireland/UK Survey. Tobacco control, 2006, 15: 51-58.

[6] 世界卫生组织.《2008年世界卫生组织全球烟草流行报告》.日内瓦:世界卫生组织出版社,2008.

媒体传播需要贯穿于无烟环境创建的始终，是无烟环境创建的重要策略之一。有效的媒体传播不但可以提高公众对吸烟危害、二手烟危害的认识，获得公众对无烟环境政策出台的支持，还可以借助媒体的力量，告知公众无烟环境政策和法律的要点及执行情况，进一步推动全面无烟环境的创建。

本章期望通过说明媒体传播对无烟环境创建的作用、意义及深刻影响，利用详实的经典案例，重点介绍媒体传播途径、媒体计划制订、信息测试与效果评估，以及媒体合作等相关内容，以协助各行业（机构）的管理人员、卫生专业人员和其他相关人员做好无烟环境创建的媒体传播工作、开拓思路，保证媒体传播在无烟环境创建过程中发挥应有的作用，争取为无烟场所的创建及全面无烟环境政策和法律的出台奠定良好的舆论基础。

第四章　媒体传播

第一节 媒体传播的作用

媒体，是传播信息的载体，是信息传播过程中从传播者到接受者之间携带和传递信息的一切形式的工具，承载着传递信息、政策倡导、公众服务、监测社会环境、传承文化、娱乐等重要的作用和功能。媒体传播在社会生活中发挥的深刻影响，决定了其对无烟环境创建的不可或缺。传播效果的好坏，对无烟环境创建的成败至关重要。只有充分认识到媒体传播的这些作用，才能更好的运用媒体，大力推进全面无烟环境的创建。有效的媒体传播对无烟环境创建有以下几个作用：

（一）加强公众对烟草危害、特别是对二手烟危害的认识，改变人们对烟草使用的态度，进而改变社会习俗

"吸烟有害健康"是公众的共识，但是，吸烟危害的严重性、二手烟有害健康等问题在无烟环境创建的前期可能并没有被公众真正的认识到。在这种情况下，直接进行无烟环境创建活动将面临强大的阻力。因此，在无烟环境创建之前，首先要进行媒体传播，充分通过各种渠道告知公众烟草危害、特别是二手烟的危害，强化公众不在别人面前吸烟和不吸二手烟的意识，改变现有的所谓"吸烟文化"，促进文明、无烟的社会环境的形成。此外，二手烟危害的宣传也要贯穿于无烟环境创建的始终。

（二）推动形成全面无烟环境的共识，获得公众及政策制定者对全面无烟政策的支持

"无烟环境需要创建并且可以创建成功"这一观点，需要通过媒体传播不断的进行强化。无烟场所的成功案例和经验是创建无烟环境强有力的依据，针对全面无烟对机构、对个人的经济及健康方面的益处进行宣传，可以增加公众及政策制定者对无烟环境创建的信心。同时配合宣传烟草危害的充分证据，不但能够获得更多公众对无烟场所创建及无烟环境政策和法律的支持，也能让政策制定者意识到全面无烟的重要性。

（三）充分告知公众全面无烟环境政策和法律的实施要点，保障政策和法律的执行

在经过烟草危害及其他宣传后，公众维护自我及他人权利的需求及意识不断累积增强，无烟环境政策和法律也就应运而生。全面无烟环境政策和法律是无烟环境创建的有力保障。只有全面无烟的政策和法律，才能充分保护公众免受吸烟和二手烟危害，维护公众的健康权。为了保证相关政策和法律的贯彻和执行，需要通过媒体充分告知公众这些政策和法律的主要内容，包括实施的时间点、场所规定、执法机构、举报方式、处罚方式等要点，一方面使无烟政策和法律得到公众的重视，另一方面也体现政府执行政策和法律的决心和信心。

　　2012年5月31日，《天津市控制吸烟条例》正式实施。天津市通过报纸、电视、户外广告等各种媒体渠道，发布条例生效的消息，公布禁止吸烟的场所范围等相关信息，以确保该条例被公众充分知晓，保障条例的有效实施。

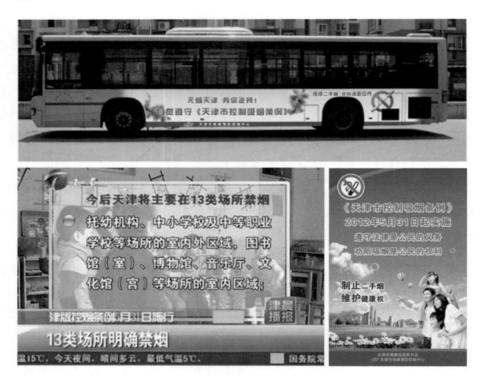

（四）监督无烟环境政策和法律的执行，提高场所和公众遵守政策和法律的意识

　　媒体具有重要的监督作用，对无烟环境政策和法律的执行也不例外。通过媒体报道执法机关依据规定对场所及个人进行检查和处罚的情况，可以将法律已经开始实施并得到执法机关重视的信息明确地传达给相关场所及公众。具体的检查和处罚情况，不但可以生动的说明政策和法律规定的主要内容和影响范围，加强场所和公众对政策和法律的了解，还可以提高相关场所和公众遵守政策和法律的意识。

2009年5月，卫生部等四部门联合印发了《关于2011年起全国医疗卫生系统全面禁烟的决定》，要求2011年实现全国医疗卫生系统全面禁烟的目标。在无烟医疗卫生机构创建的过程中，各地媒体积极配合相关部门开展暗访活动，对卫生行政部门和医疗卫生机构的禁烟情况进行曝光，起到了积极的监督和推动作用。例如2009年11月，昆明《都市时报》对省卫生厅禁烟情况进行暗访，发现了禁烟工作当中的问题，暗访结果的报道直接推动了云南省卫生厅的创建工作。2010年，江苏卫视曝光了省内几个城市的医院、卫生局、疾病预防控制机构的禁烟状况。媒体的暗访情况得到了江苏省及各城市政府的高度重视，促进了江苏省医疗卫生机构实现无烟目标。

（五）应对无烟环境创建的反对声音

在无烟环境的创建过程中，难免会出现一些质疑无烟环境的声音，如影响餐厅、酒吧生意、创建不能成功、限制吸烟者的权利等。同时，烟草业的一些营销手段，如广告、促销、赞助等信息，也容易削弱公众对烟草的反对声音，提高烟草的社会认同度，甚至形成所谓的"烟草文化"，妨碍无烟环境的创建。在这种情况下，作为无烟环境创建推动者，应当关注各类媒体上出现的反对意见，监测并收集对于无烟环境创建的不利观点，以及时防止错误观点的持续传播，并进一步通过各种渠道宣传无烟环境创建的好处，争取更多的公众支持[1]。

第二节 媒体传播策略

一、媒体传播的主要任务

媒体传播对无烟立法与执法、无烟场所创建以及监测和评估都发挥着重要的支持作用。明确媒体传播的主要任务和关键信息，有利于更好地促进全面无烟环境的建成[2]。

二、传播途径

传统媒体和新媒体都是无烟环境创建媒体传播的重要平台。传统四大媒体包括电视、广播、报纸、杂志。相对而言，新媒体是新技术支撑下出现的媒体形态，主要包括微博、微信、数字杂志、数字报纸、手机短信、移动电视、网络、数字电视等。无烟环境创建的宣传需要在有限的资源下，注重结合使用传统媒体和新媒体的作用，以期达到最好的效果。

主要任务：宣传二手烟危害，《公约》要求，立法进程，法律生效的时间及法律主要内容，执法情况等

关键信息：只有符合《公约》及其实施准则的无烟法律才是有效的法律；无烟法律生效日期、场所规定、罚款、举报电话；执法处罚情况等

无烟立法与执法

主要任务：宣传二手烟危害，场所内无烟政策，无烟场所创建的成功案例及经验，无烟场所创建情况评估结果等

关键信息：只有室内全面无烟才能保护公众的健康；创建全面无烟场所是可行的、是有效的

无烟场所创建

主要任务：宣传无烟环境相关监测数据，评估结果等，促进社会氛围的转变

关键信息：烟草流行、二手烟危害等严重情况；与吸烟相关疾病死亡数据；公众对无烟立法及无烟场所创建支持率高；法律执行效果等

监测与评估

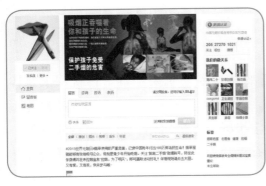

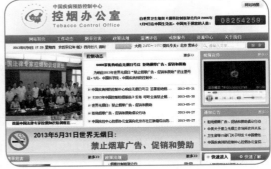

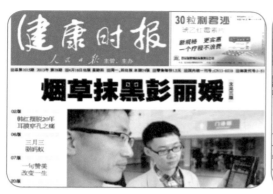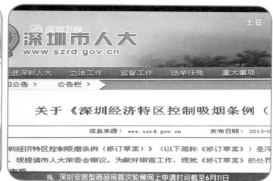

（一）传统四大媒体在无烟环境创建中的应用

一般而言，传统媒体相较于新媒体权威性较强（表4-1）。通过传统媒体发布消息需注意准确性、时效性、重要性、显著性和新颖性，发布与公众利益密切相关的或公众可能感兴趣的消息，以便提高公众对信息的关注程度和接受程度[3]。

表4-1 不同媒体优、劣势对比

类型	优势	劣势
电视	视听合一，超越读写障碍，感染力强，传播范围广，覆盖人口众多，普及率高	制作复杂，费用高昂，收集、保存较为困难
广播	受众较为明确，信息针对性较强，不受读写等文化水平的限制	只以声音方式传递，受众收听时一般伴有其他行为，注意力容易分散，收集、保存较为困难
报纸	普及率较高，轻便易携带，易于储存且可以反复阅读	信息容量受版面限制，视觉效果较电视、杂志差，对读者的阅读能力和水平有一定要求
杂志	制作精美、吸引人注意，受众清晰明确且较为稳定，针对性强，易于储存、可反复阅读	受众面较为狭窄，采编时间较长，时效性较差

（二）新媒体在无烟环境创建中的应用

新媒体是信息社会的产物，其产生给公众生活带来巨大的改变。虽然，新媒体发布的信息质量参差不齐，事件容易被误传或夸大，信息的可信度有待考量，但是新媒体因其发布信息的成本低、速度快、受众广、操作方便、互动性强等特点广受公众欢迎，在近些年得到了飞速的发展。因此，在无烟环境创建过程中，要注重新媒体的使用，且在使用过程中注意其特点，及时、准确、生动的发布无烟环境创建的消息。

三、媒体计划

制订媒体计划的要点包括：

1. 制订具体、可衡量、可达到、相关的、有时效性的媒体传播目标，如：控烟公益广告播放3个月后，80%的受众认识到二手烟可导致冠心病、肺癌等严重疾病。

2. 根据无烟环境创建的具体情况，明确关键信息，确定媒体传播的具体内容，如：80%以上的公众支持通过无烟法律。

3. 策划并传播有价值的新闻点，引起公众的关注和讨论。

- 利用重要事件及时间点，如控烟立法征求公众意见过程中、进行听证会前等及时进行媒体传播活动，发布消息、评论、公开信等。
- 结合调研数据，如：支持无烟法律民意调查、二手烟暴露情况调查、公共场所PM2.5监测数据等，发布有利于无烟环境创建的信息。
- 团结有较大影响力的意见领袖的力量，共同参与活动。
- 通过二手烟受害者的现身说法，引起媒体和公众的感同身受，形成故事性报道。

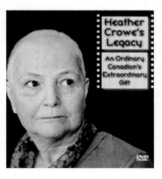

　　Heather Crowe是加拿大一家餐厅的服务员，她从不吸烟，但在允许吸烟的餐厅工作了四十多年。在长期的二手烟侵害下，61岁的她最终因肺癌失去了生命。在生命的最后时间里，她自愿通过电视、广播等媒体讲述自己的故事，期望通过努力推动无烟立法，让所有的工作人员在没有烟草烟雾的安全、健康的环境工作。她的故事在加拿大得到了广泛的传播。在Health Crowe 被诊断为肺癌时，加拿大只有5%的工作人员受到不接触二手烟法律的保护。在她去世时，加拿大80%的工作人员得到了保护[4]。

- 通过国内外实践经验，证明无烟环境的好处及有效性。
- 利用与控烟相关的重要日期和纪念日，找到与无烟环境信息的关联点。

无烟环境创建重要日期示例

1月9日	2006年世界卫生组织《烟草控制框架公约》在中国正式生效
3月1日	2010年《上海市公共场所控制吸烟条例》生效
	2010年《杭州市公共场所控制吸烟条例》生效
3月8日	妇女节——女性吸烟与被动吸烟的危害
5月1日	2011年新版《公共场所卫生管理条例实施细则》生效，其中第十八条规定"室内公共场所禁止吸烟"
	2008年《北京市公共场所禁止吸烟范围若干规定》生效
5月20日	2009年《关于2011年起在全国医疗卫生系统全面禁烟的决定》发布
5月31日	世界无烟日（结合每年的主题进行宣传）
	2012年《哈尔滨市防止二手烟草烟雾危害条例》生效
	2012年《天津市控制吸烟条例》生效
6月1日	儿童节——二手烟暴露对儿童的危害
6月12日	2010年《关于进一步加强学校控烟工作的意见》发布
9月1日	2010年《广州市控制吸烟条例》生效
	全面健康生活方式日
9月最后1个周日	世界心脏日——二手烟使非吸烟者的冠心病风险增加25%~30%
10月28日	男性健康日——男性吸烟危害
11月14日	世界防治糖尿病日——吸烟可导致2型糖尿病
11月第3周的周三	世界慢阻肺日——至少25%的持续吸烟者发展成为慢性阻塞性肺疾病患者

4. 确保人力、物力、财力等相关资源，保证媒体传播活动顺利进行。

5. 明确媒体传播活动的任务分配，高效的推进各项工作的执行。

6. 制订媒体传播的时间表，确定媒体传播的进度和节奏。

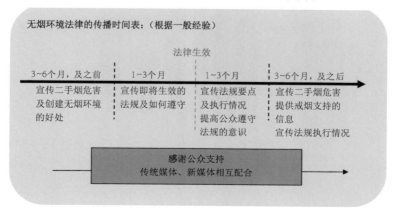

案例：

2012年5月31日《哈尔滨市防止二手烟草烟雾危害条例》（以下简称《条例》）正式实施。围绕条例的生效，哈尔滨市做了一系列的媒体传播活动。

宣传目标：公众了解二手烟危害，告知《条例》生效日期，知晓《条例》主要内容。

从2011年10月至2012年初，在网络和媒体上告知《条例》的基本要点，法律生效时间，执法时限，告知举报电话；召开新闻发布会告知媒体有关法律实施的工作部署等。在哈尔滨冰雪节期间，开展创建无烟宾馆和政府活动。2012年2月，举办《条例》生效百日倒计时大型活动，以"2012年5月31日实施"、"室内100%无烟"为宣传主题，仪式受到国家和地方各大媒体高度关注，对《条例》的即将生效及主要内容进行了广泛的宣传。2012年2月~5月31日：哈尔滨电视台以每天6频次，每周播出4~5天的频次播放二手烟危害健康的公益宣传片；电台以每天两次的频次播出条例生效的温馨提示语；电视台播放"二手烟危害滚动字幕提示语"和"《条例》内容滚动字幕提示语"；邀请专家在媒体解读《条例》及报纸刊登对条例解读的文章；手机短信及在主要报纸设立媒体倒计时等。公众对《条例》的知晓率和支持率都达到了95%以上。

2012年5月31日，《条例》正式实施，组织了首日的执法工作，并组织记者跟随执法队伍，对公共场所禁烟情况进行广泛报道，媒体仅在《条例》实施当日及第2日就发布了40余篇原发报道。在多家电视台播放由控烟大使参与拍摄的《条例》宣传片，出租车灯箱发布《条例》生效及主要内容提示语等。在《条例》正式实施的3个月里，哈市集中通过媒体进行《条例》的解读和执行情况的报道，增加公众对如何遵守法规的了解，提高了公众遵守法规的意识。通过媒体传播工作，有效的促进了公众二手烟危害意识的提高，积极的推动了《条例》的有效实施。

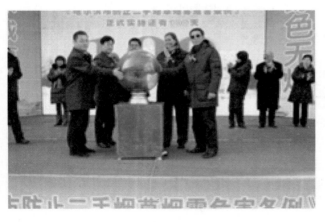

四、以实证为基础：信息测试及效果评估

对于无烟环境创建的宣传工作，在制订科学合理的宣传策略和媒体计划的同时，也要考虑两个至关重要的因素——传播材料的有效性和实际宣传效果，而这都需要建立在实证基础之上，需要采用科学的调研方法和手段。

（一）通过信息测试确保传播材料的有效性

在有限的资金和资源之下，如何有效开展无烟环境的大众媒体传播活动，如何确保传递给受众的信息准确、有效？这是摆在我们面前一道重要问题，需要知道公众对宣传材料的反应，包括：

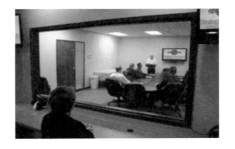

- 对宣传的总体反应如何？
- 关键信息的传播是否到位？
- 喜欢与不喜欢——背后的理由为何？
- 是否有看不懂的地方？
- 是否觉得其中的信息和自己有关系？
- 信息是否可信？
- 从中接受了哪些新的信息？
- 看过后，是否会和别人说起获得的信息？
- 传递的信息是否有争议性？
- 是否会促进态度或行为的改变？

因此，建议在开展宣传活动之前对传播材料进行必要的信息测试，测量受众对宣传材料的反应，以确定材料是否能达到希望的传播效果。一般来讲，信息测试方法有定性和定量两种，而在控烟传播活动中，传播材料的信息测试最经常采用的是"定量+定性"的方法，使用小组访谈形式的信息测试。信息测试指标可以包括信息接受度、个人理解力、情绪（不舒服）、讨论和潜在行为改变的可能性。使用小组访谈形式的信息测试，需要考虑以下因素：

- 小组人数。
- 性别比例。
- 吸烟者还是不吸烟者。
- 有经验的主持人（非常重要因素）。
- 记录。
- 测试人员和观察人员在不同的房间。

另外，在进行定量研究设计时，还需要特别考虑以下因素：

· 目标群体有代表性的样本——必须应用统计学方法。

· 能评估公众的：意识、态度、知识、行为。

· 用于回答"什么"和"多少"等问题。

> 举例：定量问卷的问题设计
>
> 1. 容易理解。
>
> 2. 传递了新信息。
>
> 3. 给我启示。
>
> 4. 内容可信。
>
> 5. 内容让我不舒服。
>
> 6. 和我有关。
>
> 7. 让我对吸烟有更多顾虑。
>
> 8. 令我更想尝试戒烟。
>
> 9. 我会和别人讨论这个广告。
>
> 配合问题，设计相应的五种回答，表示赞同的程度：
>
> 1. 非常不同意
>
> 2. 有些不同意
>
> 3. 既非同意也非不同意
>
> 4. 有些同意
>
> 5. 非常不同意

需要特别强调和注意的是，在解释小组测试结果过程和形成报告中，测试对象"喜欢"的材料或者广告，不代表有效！如果吸烟者喜欢一则广告或者觉得它有趣，很可能广告不能鼓励他戒烟。询问喜欢与不喜欢是为了引起大家的讨论，最有潜力的广告可能是小组成员不喜欢的广告，因此主持人和记录人员需要观察和留意受测试者不舒服、紧张的感受，应该注意观察反应的激烈程度，以及讨论揭示的独特见解。并在报告中做真实记录。举例如下：

> "触动挺大的，以后能不送就不送，自己也少抽点，但可能戒不了。"
>
> "你可以说送烟无益于健康，本身抽烟的人也在纳税，和犯罪扯不上。"
>
> "广告中所有的事情都很急促，比如音乐，旁白还有那些场景。我就是在看，但是没有时间集中在每一个场景上面，无法思考。"
>
> "整个广告氛围愉悦，没有提出任何警告。对我来说，印象不深刻。"

"很快就会到32岁的，我不想像他那样。我有点害怕。"

"这广告所说的都是客观的，这么大量的焦油在你的身体内是非常容易引起严重疾病的。这种说法合乎情理。"

"海绵吸收水分就像肺部吸收氧气和烟气。这个一个很好的比喻。"

"表达晦涩，到底在说什么？"

为保证无烟环境创建媒体传播的有效性，各种形式宣传活动需要经过不同程度的信息测试。特别是针对无烟广告，需要经过严格的测试后才可以进行发布，以免传达误导信息，无法达到其应起到的作用。全球控烟公益广告的发展已经相对成熟，根据其信息测试的情况，有以下几点经验：

· 人们喜欢的不一定是能最有效地改变或影响行为的广告。

· 有些广告的测试得分始终很低：幽默的广告，复杂的信息，形象代言人。

· 使用传递强烈健康影响信息的广告始终评级最高。

· 被测试者对广告的反应很相似，不管年龄、性别和地点。因此，专门针对子群体、特别是针对青少年设计的广告没有必要。

（二）采用科学的效果评估来了解宣传的真实效果

无烟环境创建媒体传播活动结束后，是否实现了预期目标了？这就非常需要有一个科学的、客观的效果评估，评估的结论有助于确定宣传是否有进展和进展如何，帮助辨别需要对宣传做出哪些改变，有利于更好的认清未来宣传的方向等等。另外，也有助于获得或继续获得宣传经费。

理想的效果评估研究需要基线调查（干预前调查），以及至少一次干预后调查，以确定宣传前后受众知识、态度和行为的改变。效果评估方法主要采用街头拦截随访、入户一对一采访的形式，在资金许可的情况下，推荐使用入户采访形式。调查研究应测量以下几个方面：

· 自发和经提示后对广告或者传播信息的认知。

· 预期/设想的知识、态度和行为的改变，包括：对主要信息的回忆，以及相关知识的提高；针对广告内容，对烟草使用的态度；受访者报告（声称）的烟草使用行为。

· 对指定的说法，采用同意/不同意程度的五分制：非常同意/同意/不同意也不反对/反对/非常反对。

在采用以上指标的同时，也可以考虑采用其他效果评估指标：

· 拨打宣传所推广的服务热线的次数。

- 宣传活动推广网页的单一访客数。
- 作为对宣传的回应，去戒烟诊所的次数。
- 作为对宣传的回应，购买或使用尼古丁替代疗法或其他戒烟产品的情况。

案例：卫生部全国范围无烟医院宣传活动后的效果评估
——广告：《二手烟无形杀手——医院篇》

2012年3~4月，国家卫生与计划生育委员会（原卫生部）推出的控烟公益广告《二手烟无形杀手》在全国播出。从2012年3月1日起，该公益广告片在中央电视台、中国教育电视台、江苏电视台、陕西电视台、天津电视台等全国11家媒体单位集中滚动播放1个月，以提高公众对二手烟危害认识，并以无烟医疗卫生系统创建落实工作为抓手，积极推进公共场所禁烟。该广告的播出成功地传递了有关二手烟危害的信息，并对吸烟者、非吸烟者及曾经的吸烟者都产生了积极的影响。

- 1/4的调查对象看过宣传广告。

- 在看过电视广告的人群中，超过60%认为它："与生活相关"，"告诉了一些新信息"，并且"让人停下来思考"。

- 吸烟者，在看过该广告后：96%担心吸烟对孩子的影响，77%担心对家人的影响，65%担心对自己的影响，66%表示会考虑戒烟，74%表示会避免让周围的人吸入二手烟。

- 非吸烟者，在看过该广告后：90%以上担心二手烟对孩子和自己的影响，63%表示会劝说吸烟者戒烟。

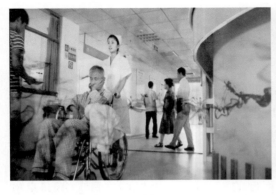 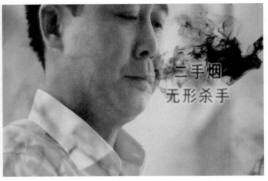

根据以往的宣传经验，对于无烟环境创建的媒体传播效果评估有以下几点建议：

- 在宣传开发过程的初期，就制订评估的计划，以确保评估指标与宣传目的一致。

·首先决定怎样使用评估结果，这个过程可能有助于确定研究需求的轻重缓急。

·确保宣传的评估结果有效地用于证明宣传的必要性、衡量宣传的成果和影响及规划未来的宣传活动。

·做好分享成果的准备，成果对说服资助方或者争取上级支持更多的宣传活动有很大帮助。

第三节 媒体合作

无烟环境创建的媒体传播离不开媒体的帮助与支持。因此，媒体关系的建立与维护，就成为了信息能否准确、充分、广泛、有效地传播给公众的关键点。良好的媒体关系可以促进媒体对无烟环境的广泛报道，使媒体加入控烟的行列之中，为有效的传播奠定基础。

与媒体的关系发展和人与人的关系一样，是一个长期建立和维护的过程。实际中，与媒体的关系就是与媒体人的关系，因此相应的，相关机构也应当有一个专门的且相对稳定的联络人与媒体人进行沟通，以确保与媒体传递信息渠道的畅通，有助于保持与媒体的良好关系。作为媒体联络人，需要进行以下几点基础的工作：

（一）结识媒体人，制作媒体资源库

媒体人的结识，可以通过以下几种渠道：

·通过新闻活动认识媒体人。

·通过控烟培训了解媒体人。

·开发已有资源，使其成为无烟环境志愿者。

·主动结识对控烟进行过正面报道的媒体人。

·其他结识媒体人的机会。

结识媒体人之后，需要建立并维护媒体资源库。媒体资源库是联络人与媒体联系的必备工具，可以方便的找到媒体人的各种信息。资源库可用于记录：

·媒体人基本信息，包括媒体人姓名、职位、电话、邮箱、传真、地址、所在媒体名称、媒体类别、报道领域等。

·与控烟相关信息，包括媒体人感兴趣的话题、接受控烟培训次数、参与活动情况等。

媒体资源库需要长期的更新和维护。根据媒体资源库，通过分析机构或传播活动的需要，可以方便的找到举办具体活动涉及的核心媒体，有利于无烟环境创建活动及观点的传播。

（二）举办媒体培训，争取媒体支持

媒体培训是争取媒体支持的重要方式之一。通过媒体培训，可以有效的将无烟环境创建的相关要点传达给媒体，方便媒体理解无烟环境创建的必要性及益处，以便获得媒体对无烟环境创建的支持，使媒体成为无烟环境创建的强大支柱。举办媒体培训，需要包括以下流程：

- 确定培训控烟主要内容（如烟草危害、《公约》第8条内容及要求、控烟立法和执法的关键点等）。
- 根据培训内容选择对应领域的媒体人参与培训。
- 邀请相关领域的专家进行授课。
- 为媒体记者准备培训资料。
- 采取理论与实践相结合的方式（如理论培训后组织媒体采访、参观或参与无烟环境创建媒体活动等）。
- 对媒体培训进行评估，可采取填写调查问卷等方式，总结培训经验。
- 通过培训建立媒体关系网络并进行长期维护。
- 邀请接受过培训的媒体参与媒体传播活动并进行报道。

（三）准备报道材料，促进准确报道

大部分媒体人并不是专注于无烟环境创建这一类报道，形成对无烟环境背景、原则、方针等的科学认识需要一定的时间。因此，要准确、清晰地把信息传递给公众，就需要联络人在传播活动之前为媒体人准备相关的背景信息及新闻通稿等文字材料，以便媒体人在报道中使用。一般来讲，媒体报道注重时效性，针对一个事件或一次活动进行媒体报道的周期较短，因此要在活动开始前将所需材料准备齐全。报道材料一方面可以给媒体人的报道提供思路，另外也能让媒体掌握工作进展，策划日后的报道选题。材料可包括：

- 新闻通稿。
- 背景资料（如：发言人简介、项目简介、活动简介等）。
- 活动现场照片及说明。
- 图片资料（海报、宣传画等）。
- 视频资料。

· 无烟环境创建相关出版物、文献、研究报告、宣传册。

新闻通稿撰写

· 标题醒目

题目简洁明确，说明核心内容。可利用数据吸引读者注意。

· 角度新颖

选取新的角度，争取与众不同。

· 突出导语

重要内容前置，撰写精彩开篇。第一段说明时间、地点、活动、参加人员、主要事件、原因等内容，传递重要内容，以便读者快速获得核心信息。

· 配图说明

选择现场照片，说明图片内容。

· 背景信息

可在文章中附一段简要背景信息，介绍活动举办的背景、宗旨、目标、简介等内容。

· 联系方式

新闻稿结尾处提供媒体联络人的信息，包括姓名、电话、邮箱，以便记者获得更多信息[5]。

（四）监测媒体报道

媒体报道的数量和质量是媒体传播成果的重要体现。作为媒体联络人，在传播活动结束后，要及时联络媒体或进行报道搜索，了解媒体报道的情况。除了媒体名称、时间、报道人员、报道内容等一些基本情况外，还要格外关注报道发出后社会的舆论反响。在监测到无烟环境创建的反对声音后，应当及时采取措施应对，联系相关媒体将正确的观点尽快传播出去，以避免反对声音持续对无烟环境创建产生负面影响。媒体报道需要在事后进行收集、整理和分析工作，并适时地总结媒体报道过程中的经验、教训，以便下一次扩大媒体的声音，更好的将信息传递给公众。

参考文献

[1] National Cancer Institute, The Role of the Media in Promoting and Reducing Tobacco Use. 2008.

[2] 中国疾病预防控制中心. 无烟环境促进项目媒体传播工作指南[M/OL]. [2013-05-20] http://www.notc.org.cn/chbsh/201303/t20130329_79252.htm.

[3] 李希光，王宇. 疾控部门媒体沟通教程[M]. 北京：清华大学出版社，2010.

[4] 冯薇薇，姜垣. 她用生命唤醒人们抵制二手烟[J]. 抗癌之窗，2010，1:44-45.

[5] 世界卫生组织. 烟草控制基础手册[M]. 北京：人民卫生出版社，2007.

所谓评估，是指对项目或政策的执行及效果的系统评估。测量结果与直接或间接指标进行比较，以改进项目或政策。

创建无烟环境的目的是降低人群二手烟暴露，最终减少二手烟导致的疾病和死亡。在实际工作中，对无烟环境的效果进行及时、循证的评估非常重要。一方面，评估结果可告知决策者及公众无烟环境是否起到了应有的效果；另一方面，科学的评估也有助于发现无烟环境执行中的薄弱之处，以便在此后的工作中加以改进。因此，无论是无烟立法，还是行业、单位里的无烟环境创建，评估都是工作中不可或缺的一部分。

本章主要介绍无烟环境评估的主要指标与方法，并提供了部分无烟环境效果评估的案例，希望能为无烟立法、公共卫生等专业人员开展相应工作提供参考。

第五章 监测与评估

第一节 无烟环境评估介绍

一、无烟环境评估的目的

1. 对无烟环境的效果进行评估。

2. 发现创建无烟环境中的薄弱环节，及时改正。

二、无烟环境效果评估要点

1. 在无烟环境干预开始前，开展基线调查，了解干预前本底情况。

2. 在无烟环境干预的过程中，对相关干预的进程进行过程评估。

3. 在无烟环境干预后，开展效果评估调查，并与基线调查情况进行比较，以评估无烟环境创建效果。

4. 有条件的时候，可以设立没有干预的对照组。

三、无烟环境评估调查分类

根据调查的时间点及目的，无烟环境评估的调查类型可分为基线调查、过程评估及效果评估调查。

1. 基线调查

基线调查的目的主要是收集干预前的基础数据，以便与干预后的情况进行比较。从时间上看，基线调查必须在干预前完成。需要注意的是，在无烟法律的评估中，由于法律实施前往往会有一个集中开展无烟环境创建、立法、宣传的过程，在此过程中人们的知、信、行可能会受到影响。因此，基线调查应尽量在这些干预措施开始前实施，以避免受到影响。基线调查的设计应具有前瞻性，根据研究目的和资源量的大小，选择合适的指标，设计调查问卷及调查方法。

2. 过程评估

在无烟环境干预的过程中，应该对相关干预的进程进行评估。例如，以发放宣传材料的数量等指标对宣传工作进行过程评估，以接受培训的员工数量及比例等指标对培训工作进行过程评估，以接受戒烟帮助的吸烟员工的数量和比例等指标对戒烟支持工作进行过程评估等。过程评估应根据实际情况，选择合适的指标和方法，在无烟环境干预的过程中开展。

3. 效果评估

为了解无烟环境对二手烟暴露、吸烟及戒烟行为以及人群健康的影响，在干预后应开展效果评估。在无烟法律的评估中，通常法律实施后一年后效果趋于稳定，而政府部门往往在法律实施后一年会出台法规实施后一年评估报告，因此法律实施后一年左右开展效果评估较为常见。此外，在干预后3~6个月可开展快速评估，以了解干预的短期效果，寻找问题所在并加以改进。效果评估中使用的调查方法、问卷应尽量与基线调查保持一致，以保证两次调查结果的可比性。

第二节 无烟环境效果评估的常用指标及方法

一、无烟环境效果评估的常用指标

（一）对无烟环境相关规定的遵守情况

对无烟规定的遵守情况是决定无烟环境效果的关键因素，也是无烟环境效果评估中最重要的指标之一。实际工作中可用不同场所内有人吸烟的比例评估对无烟环境相关规定的遵守情况，常用的方法包括观察法及问卷调查法。

1. 观察法

通过现场观察的方法，可以对公共场所及工作场所内无烟环境相关的遵守情况进行评估[1-3]。包括明查和暗访。调查员在室内公共场所、工作场所或公共交通工具内进行一段时间的观察，记录场所内无烟环境布置情况（禁烟标识、控烟宣传、烟草广告、烟灰缸等吸烟用具等）、是否有人吸烟、吸烟时是否有工作人员劝阻以及室内是否有烟头等情况，以评估场所内人员对无烟法规的遵守程度。使用观察法成本较低，但由于每个场所的观察时间、观察点数量均有限，因此观察结果有时存在偶然性。

对无烟环境相关规定遵守情况的观察评估

1. 指标

场所内有人吸烟的比率 ＝ 有人吸烟的观察点总数/观察点总数×100%

2. 案例

中国疾病预防控制中心杨焱等对部分场所开展3天的观察，每天观察30分钟以避免偶然因素的影响[1]。

胡大伟等的研究则在每个场所内选择多个观察点，每个观察点观察数分钟，以获得场所内不同地点的数据[2]。

3. 推荐方法

常用问卷参见附录5。

---

2. 问卷调查法

评估无烟规定遵守情况另一种常用的方法是通过问卷调查，询问调查对象在公共场所、工作场所或公交工具内是否看到有人在里面吸烟，计算调查对象在各类场所内注意到吸烟现象的比例[4-8]。这一方法与观察法相比减少了偶然因素的影响，对各类场所的评估更为客观。但调查时可能存在回忆偏倚，且成本相对较高。

对无烟环境相关规定遵守情况的调查评估

1. 指标

不同场所内有人吸烟的比率=上次去某类场所时看到有人在室内吸烟的调查对象数/对该问题给出有效回答的调查对象总数×100%

2. 案例

Fong等通过问卷调查法比较了爱尔兰实施全面无烟立法前后吸烟者自报在不同公共场所及工作场所内注意到吸烟现象的比例，结果发现，无烟立法实施后，吸烟者在餐厅里注意到吸烟现象的比例由85%下降到3%，在酒吧注意到吸烟现象的比例由98%下降到5%，而在工作场所内注意到吸烟现象的比率由62%下降到14%[5]。由此证明，公众遵守爱尔兰的无烟立法，在公共场所和工作场所二手烟暴露水平明显下降。

3. 推荐方法

常用问题（以餐厅为例，问题来源于全球成人烟草调查）：

（1）在过去30天内，您是否去过餐厅？

    是   □1   否   □2→跳转

    不知道   □7→跳转

（2）您去过的餐厅里是否有人在室内吸烟？

    是   □1   否   □2

    不知道   □7

（二）烟草烟雾浓度

无烟环境相关干预会降低室内公共场所、工作场所以及公共交通工具内部烟草烟雾浓度。使用客观指标测量这些场所内的烟草烟雾浓度，可反映室内空气质量情况。目前常用以测量室内烟草烟雾浓度的指标包括室内空气PM2.5浓度以及室内空气尼古丁浓度。

1. 室内空气PM2.5浓度

PM2.5是指空气中直径小于2.5微米的悬浮颗粒物。由于PM2.5颗粒较小，因此可被深吸入肺，到达肺泡甚至进入血流，对人体产生多种危害。典型的烟草烟雾颗粒直径在1微米甚至更小。研究表明，在有人吸烟的情况下，室内空气中90%~93%的PM2.5来源于烟草烟雾[9]。因此，使用PM2.5浓度测量室内空气烟草烟雾浓度[10-16]，为一项相对特异的指标。这些研究的优点是成本相对较低，且可连续监测每分钟或每秒钟PM2.5浓度；缺点主要是烟草烟雾并非室内PM2.5的唯一来源，因此特异性不如空气尼古丁。

烟草烟雾浓度

1. 指标

室内空气PM2.5浓度。

2. 案例

Travers等在西纽约州无烟法规生效前后对当地酒吧、餐厅、保龄球馆等公共场所进行了PM2.5监测，结果发现，在无烟法规生效后，这些场所内PM2.5平均浓度下降了84.3%[10]。

Alpert等发现，在马萨诸塞州工作场所全面禁烟后，餐厅、酒吧内PM2.5平均浓度下降了93%[11]。

3. 推荐方法

使用Sidepak AM510个人型气溶胶监测仪检测室内空气PM2.5浓度。监测方案参见附录7。

---

2. 室内空气尼古丁浓度

常用室内空气尼古丁浓度为指标评估无烟环境[15,17-21]。室内空气尼古丁浓度是目前监测烟草烟雾浓度最为特异的指标，因为室内空气中尼古丁几乎100%来源于烟草烟雾。与PM2.5不同，空气尼古丁监测结果为一段时间内的累积浓度而无法测定瞬时浓度。另外，实验室检测成本相对较高。

烟草烟雾浓度

1. 指标

室内空气尼古丁浓度

2. 案例

Barnoya等发现在危地马拉实施全面无烟立法后，10家酒吧室内空气尼古丁浓度的中位数由4.58μg/m³下降至0.28μg/m³（$P<0.01$）[17]。

姜垣等报道某疾控中心实行禁烟规定后，其办公室空气尼古丁浓度由14.2μg/m³降至2.9μg/m³，下降幅度超过3/4[21]。

3. 推荐方法

通常使用被动采样器收集样本，实验室检测尼古丁浓度。具体方法参见相关文献[22]。

（三）生物标志物

既往多项研究以非吸烟者体内生物标志物水平测量无烟环境对烟草烟雾暴露水平的影响。一个常用的生物标志物为血、尿、唾液或头发中的可替宁浓度[23-27]。可替宁为尼古丁在人体内的代谢物。可替宁对烟草烟雾暴露的特异性很强，未暴露于烟草烟雾的非吸烟者，血、尿及唾液中的可替宁浓度一般无法检出，而暴露后短时间内体内可替宁浓度即可迅速上升。而头发中的可替宁浓度则可反映一段时间以内的烟草烟雾暴露水平。使用生物标志物的缺点主要是检测费用较高。另外烟草烟雾暴露后体内生物标志物浓度相对吸烟者来说较低，必须达到较低的检出限，对实验室检测要求较高。

生物标志物

1. 指标

血、尿、唾液或头发可替宁及3-羟基可替宁浓度。

2. 案例

Pearson等监测了美国华盛顿特区2007年1月实施全面无烟立法前后49名酒吧雇员的唾液可替宁水平，结果发现其平均可替宁水平由法律实施前的2.11ng/ml下降至法律实施后的0.29ng/ml，下降幅度达70%[25]。

3. 推荐方法

收集生物样本，通过实验室检测测定可替宁浓度。具体方法参见相关文献[28]。

（四）无烟环境的健康效应

全面无烟环境可降低人群烟草烟雾暴露水平，因此可以降低人群烟草烟雾相关疾病的发病及死亡。既往研究提示，无烟环境可降低人群心脏病的发病，减少非吸烟者呼吸系统症状、哮喘入院等。

研究发现，暴露于烟草烟雾可导致非吸烟者患心脏病的风险升高约30%，而避免烟草烟雾暴露可显著降低心脏病的发病及死亡风险[29]。既往多项研究评估了全面无烟环境对人群心脏病发病及死亡的影响，其中常用的指标包括心肌梗死死亡率[30-32]、心脏病住院数及急诊数等[33-35]。

无烟环境的健康效应

1. 指标

心脏病发病及死亡。

2. 案例

Dove等研究了美国马萨诸塞州全面无烟立法前后人群急性心肌梗死（AMI）的死亡率，发现在以前有无烟立法的县里，AMI死亡率在立法后没有显著变化；而在以前没有无烟立法的县里，AMI死亡率在立法后明显下降，立法一年后下降幅度达18.6%[30]。

Pell等发现苏格兰实施全面无烟立法后，急性冠状动脉综合征入院数在8个月间下降了17%，而同期没有无烟立法的英国该指标仅有4%的下降[35]。

3. 推荐方法

通过疾病监测数据、死亡监测数据、医院入院或急诊数据获得心脏病发病、死亡、急诊或住院相关数据。

（五）对无烟政策的支持度

公众对无烟政策的支持是其能否通过的关键，也是决定无烟政策实施后公众依从性的重要因素。研究发现，全面无烟政策通常受到公众的支持，即使是吸烟者也对全面无烟政策有相当高的支持度[4-5,7,36-39]。而且在政策得到有效实施后，公众的支持度会有进一步的上升[5,7,38-39]。因此，在无烟政策的评估中常测量公众的支持度。通常在人群调查中询问调查对象对不同场所实施无烟政策的支持度，有条件时对政策实施前后的支持度进行比较。

对无烟政策的支持度

1. 指标

对全面无烟政策的支持率 = 支持实施全面无烟政策的人数/调查对象总数×100%

2. 案例

Mons等对欧洲部分国家实施全面无烟立法前后吸烟者对无烟立法的支持度进行了研究，发现在全面无烟立法实施情况较好的法国，无烟立法实施后吸烟者对无烟立法的支持都明显上升；相反在德国和荷兰由于立法设置了很多例外，执法不力，吸烟者对无烟立法的支持度在控制时间趋势后未出现明显上升[38]。

3. 推荐方法

问卷调查法：常用问题（以医院为例，问题来源于国际烟草控制政策评估调查）。

在下面的每一个公共场所，你认为应该有怎样的禁烟规定？

①不能在室内任何区域吸烟　　　　②只能在室内某些区域吸烟
③没有规定或限制　　　　　　　　⑨无法回答

（六）无烟环境的经济影响

烟草业常声称全面无烟环境会影响餐厅、酒吧、旅游业的收入。然而既往研究证实，全面无烟环境成功实施后不会影响餐饮业及旅游业的收入，相反在很多情况下这些行业的收入还会较实施前有所增加。这些研究多以这些行业的营业额或税收收入为指标进行评估[40-46]。

无烟环境的经济影响

1. 指标
餐厅、酒吧、旅馆营业额及税收收入。

2. 案例
Cowling及Bond对美国加利福尼亚州餐厅、酒吧禁烟前后这两个行业的税收数据进行了分析，结果发现，加州1995年餐厅禁烟后餐厅业的收入较禁烟前上升，而1998年酒吧禁烟后酒吧业的收入也有所增加[41]。

Scollo等发现，未得烟草业资助的研究多发现全面无烟环境不会影响餐饮业收入，而声称无烟环境会导致餐饮业收入下降的研究均得到了烟草业的资助[45]。

3. 推荐方法

（1）问卷调查法：询问餐厅、酒吧、旅馆营业收入数据。

（2）从税务部门获得相关税收收入数据。

（七）无烟环境对促进戒烟的作用

全面无烟环境在降低二手烟暴露率的同时也有助于促进吸烟者戒烟[47-48]。既往研究曾使用成功戒烟率、戒烟热线电话数以及人群吸烟率等对此进行评估[47-49]。这些研究的一致结论为：严格实施的无烟法规可促使吸烟者戒烟，最终降低人群吸烟率。

无烟环境促进戒烟

1. 指标

吸烟者成功戒烟率、戒烟热线电话数、人群吸烟率。

2. 案例

Bauer等对美国6603名吸烟者从1993年到2001年进行了随访，发现与工作场所没有无烟政策的吸烟者相比，工作场所实施了无烟政策的吸烟者戒烟的可能性更高（OR=1.9，95%可信区间1.1~3.3）[47]。

Nagelhout等发现荷兰实施全国无烟立法后，人群吸烟率较立法前明显下降（OR=0.91，$P < 0.001$）[48]。

3. 推荐方法

（1）从相关渠道获得戒烟热线电话数。

（2）使用问卷调查法获得人群吸烟率以及吸烟者成功戒烟情况。

（八）场所禁烟后家中吸烟行为的变化

烟草公司反对全面无烟环境的另一个常用理由是无烟环境减少了公共场所

及工作场所吸烟现象后，吸烟者在家吸烟会增加，从而导致人群二手烟暴露率保持不变甚至更高。因此评估无烟立法实施后吸烟者在家吸烟的情况也具有重要意义。既往研究得出的一致结论是，公共场所及工作场所禁烟不会导致吸烟者在家吸烟的增加[50]。

场所禁烟后家里吸烟行为的变化

1. 指标

（1）在家中室内吸烟的频率。

（2）家中室内吸烟的规定。

2. 案例

Mons等对爱尔兰、法国、德国、荷兰实施全面无烟立法前后吸烟者家中吸烟规定进行了对比，同时以当时尚未实施全面无烟立法的英国作为对照，结果发现，有无烟立法的四个国家里，吸烟者在家里室内区域全面禁烟的比例在无烟立法实施后明显升高，其升高的幅度高于没有无烟立法的英国[50]。

3. 推荐方法

问卷调查法。

（1）一般多久会有人在您家里吸烟，包括您及您的家人？（问题来源于GATS调查）

① 每天有　　　　② 每周有　　　　③ 每月有

④ 不是每个月都有　　⑤ 从没有　　　⑦ 不知道

（2）下面哪一项最恰当地描述了你家室内吸烟的情况？（问题来源于ITC调查）

① 不能在室内任何区域吸烟　② 只能在室内某些区域吸烟

③ 没有规定或限制　　　　⑨ 不知道/无法回答（不要读出）

以上总结了无烟环境效果评估中常用的指标。在实际工作中，因时间、资源的限制，不可能也没有必要测量以上所有指标。对于指标的选择，可根据资源水平，参考以下原则进行：

• 如果资源水平较低，没有全职控烟人员而且经费不足，可以组织志愿者对主要的公共场所进行观察以了解对相关规定的遵守情况。如有可能，可以利用当地已有的人群调查，加入有关无烟政策的支持度、对无烟规定的遵守情况等问题。如能借用一套设备在部分室内公共场所及工作场所测量PM2.5浓度，结果将更具说服力。

　　·如果资源水平中等，有专职控烟人员且有一定经费开展评估，可以优先考虑的指标包括公众对无烟政策的支持度、遵守情况、空气质量监测（PM2.5）以及无烟环境对经济的影响等。

　　·如果资源较为丰富，有专业监测评估人员且经费相对较为充足，可以考虑开展更为全面的监测，例如空气尼古丁浓度监测、生物标志物检测、无烟环境对吸烟行为以及人群健康的影响等。

　　表5-1总结现场观察、问卷调查、空气质量监测、生物标记物检测以及其他调查方法可评估的指标。

表5-1 无烟环境评估常用方法与指标

	现场观察	人群调查	PM2.5监测	实验室检测	经济学研究
遵守情况	√	√			
空气质量			√	√	
生物标志物				√	
健康效应		√			
经济影响					√
公众支持		√			
吸烟行为		√			

第三节　无烟环境效果评估案例

一、目的

　　通过对基线调查的工作场所（公共场所）进行随访（包括现场观察、场所内人群拦截调查、场所内空气PM2.5浓度监测），了解工作场所（公共场所）内人群吸烟及被动吸烟暴露情况，并与基线调查数据进行对比，以评估一期项目在降低工作场所（公共场所）室内二手烟暴露方面的效果。

二、内容和方法

　　1. 现场观察

通过暗访录像和文字的形式，对选定场所内外的禁烟标志、禁烟规定执行情况及烟草销售等情况进行观察和记录（表5-2）。

表5-2　现场观察场所及调查表

观察场所	调查表
医院	医院吸烟状况记录表
学校	学校吸烟状况记录表
政府（疾控机构）	政府（疾控机构）吸烟状况记录表
公共交通工具及等候室	市内公共汽车及长途车吸烟状况记录表
	出租车吸烟状况记录表
	公共交通场所吸烟状况记录表
餐厅	餐厅吸烟状况记录表
网吧	网吧吸烟状况记录表

2. 拦截调查

在场所内采用方便抽样的方式选取调查对象，通过面对面问卷调查，了解该场所被动吸烟暴露情况。

3. 场所内空气PM2.5浓度监测

使用TSI SidePak AM510个人型气溶胶监测仪监测场所内PM2.5浓度，了解场所内烟草烟雾浓度，反映场所内吸烟情况。使用"PM2.5采样记录表"记录监测环境。

三、调查数量

此次评估调查中，对完成基线调查的机构（场所）进行再次观察，并在各机构（场所）内进行拦截调查、PM2.5监测。基线调查中对于医疗卫生机构、学校、政府机构，公共交通等候室已经记录了每个观察点的具体位置，此次调查应重新观察基线调查中的观察点。如果观察点无法找到，则以同类观察点替换，并在"场所具体位置描述"一栏中注明观察点已更换。如果机构内没有表中列出的某些场所，则在表内"无该场所"栏内打"√"。基线调查的机构（场所）及观察点名单由控烟办及城市项目执行机构提供给调查执行机构。

1. 医疗卫生机构

根据调查表5-3及5-4的要求，每家医院（疾控中心）选择20个观察点进行观察。

　　拦截调查对象中一半为工作人员，另一半为来访者。可选择多个拦截地点，尽量覆盖工作场所（行政办公区）和公共场所（门诊或住院部）。

　　PM2.5监测只在市区内基线调查监测了PM2.5的机构内进行。原则上每家机构应选择基线调查监测过的两个监测点。其中，三级医院及二级医院选择门诊大厅和一个男厕所进行监测，社区卫生服务中心及疾控中心/健教所选择一个走廊和一个男厕所进行监测。

表5-3 市区内医疗卫生机构样本量

	现场观察	拦截调查	PM2.5监测
三级医院	5家×20处/家	5家×20人/家	5家×2处/家
二级医院	5家×20处/家	5家×20人/家	5家×2处/家
社区卫生服务中心	5家×20处/家	5家×20人/家	5家×2处/家
省市疾控中心（健教所）	N家×20处/家	N家×20人/家	N家×2处/家
区级疾控中心（健教所）	5家×20处/家	5家×20人/家	5家×2处/家

表5-4 郊区内医疗卫生机构样本量

	现场观察	拦截调查
二级医院	5家×20处/家	5家×20人/家
社区卫生服务中心	5家×20处/家	5家×20人/家
疾控中心（健教所）	5家×20处/家	5家×20人/家

　　2. 学校

　　根据调查表5-6及5-7的要求，每家学校选择20个观察点（大学28个）进行观察。

　　拦截调查对象中一半为学校工作人员，另一半为来访者或学生（小学全部拦截学校工作人员）。可选择多个拦截地点，尽量覆盖工作场所（行政办公区）和公共场所（教学区）。

　　PM2.5监测只在市区内基线调查监测了PM2.5的机构内进行。原则上每家机构应选择基线调查监测过的两个监测点。其中，大学选择主教学楼走廊和男厕所，中学和小学选择教师办公室所在走廊及教学区男厕所。

表5-6 市区内学校样本量

	现场观察	拦截调查	PM2.5监测
大学（大专）	5家×28处/家	5家×20人/家	5家×2处/家
中学	5家×20处/家	5家×20人/家	5家×2处/家
小学	5家×20处/家	5家×20人/家	5家×2处/家

表5-7 郊区内学校样本量

	现场观察	拦截调查
大学（大专）	5家×28处/家	5家×20人/家
中学	5家×20处/家	5家×20人/家
小学	5家×20处/家	5家×20人/家

3. 政府机构

根据调查表5-8及5-9的要求，每家政府机构选择20个观察点进行观察。

拦截调查对象尽量包括场所工作人员和来访者，一半为该场所工作人员，另一半为来访者。可选择多个拦截地点，尽量覆盖工作场所（行政办公区）和公共场所（办事大厅）。

PM2.5监测只在市区内基线调查监测了PM2.5的机构内进行。原则上每家机构应选择基线调查监测过的两个监测点。有对外办事大厅的机构选择一个办事大厅和一个男厕所，没有对外办事大厅的机构选择一个走廊和一个男厕所。

表5-8 市区内政府机构样本量

	现场观察	拦截调查	PM2.5监测
省级单位	5家×20处/家	5家×20人/家	5家×2处/家
市级单位	5家×20处/家	5家×20人/家	5家×2处/家
区县级单位	5家×20处/家	5家×20人/家	5家×2处/家
卫生行政机构	5家×20处/家	5家×20人/家	5家×2处/家
区级疾控中心（健教所）	5家×20处/家	5家×20人/家	5家×2处/家

表5-9 郊区内政府机构样本量

	现场观察	拦截调查
区县级单位	5家×20处/家	5家×20人/家
卫生行政机构	5家×20处/家	5家×20人/家
疾控中心(健教所)	5家×20处/家	5家×20人/家

4. 公共交通工具及等候室

对市内公共汽车（指运营全程均在市区内的公共汽车）、长途汽车（只观察市区与郊区之间运营的公共汽车）、长途汽车等候室（包括城际长途车候车室）、火车站、机场以及出租车进行调查。使用方便抽样选择公共交通工具及等候室。抽样样本量（表5-10）：

表5-10 公共交通工具及等候室样本量

	现场观察	拦截调查	PM2.5监测
市内公共汽车	5辆	无	5辆×1处/辆
长途汽车	5辆	无	5辆×1处/辆
长途车站	2家×15处/家	2家×20人/家	2家×2处/家
火车站	2家×15处/家	2家×20人/家	2家×2处/家
机场	1家×15处/家	1家×20人/家	1家×2处/家
出租车	30辆	无	无

根据表5-10的要求，对公共交通工具及等候室进行观察。其中，市内公共汽车要求每辆车监测时间不少于半小时，如运营全程时间不足半小时，则要求监测起点到终点全程。长途车要求每辆车监测时间不少于1小时，如运营全程时间不足1小时，则要求监测起点到终点全程。选择当地最大的2家长途车站、2家火车站及1个机场开展监测。

拦截调查在长途车等候室、火车站、机场进行，其调查对象中一半为该场所工作人员，另一半为来访者（如乘客）。

PM2.5监测在市内公共汽车、长途汽车、长途车站、火车站、机场开展，出租车不进行PM2.5监测，原则上每家机构应选择基线调查监测过的监测点（长途车站、火车站、机场内选择一个男厕所及一个候车（机）厅进行监测。市内公共汽车及长途车上选择一个车厢中部的监测点进行PM2.5监测）。

5.餐厅

根据表5-11的要求，对完成基线调查的餐厅进行观察，每家餐厅观察时间不少于30分钟。如果基线调查的餐厅不存在，则就近选择一家规模相当的餐厅开展调查。PM2.5监测每家餐厅监测一个点，尽量选取餐厅中间位置（不要选择包间）。

表5-11 餐厅样本量

	现场观察	拦截调查	PM2.5监测
类型	座位数	现场观察	PM2.5监测
中餐厅	<20	5家	5家×1处/家
中餐厅	20~50	5家	5家×1处/家
中餐厅	>50	5家	5家×1处/家
西式快餐厅	无要求	5家	5家×1处/家
出租车	30辆	无	无

四、现场实施

1.现场观察

现场观察由两名调查人员共同配合进行，随时解决调查过程中出现的问题。根据调查表上的分类选择室内场所进行观察，尽可能反映场所内被动吸烟真实情况。记录当时观察到的情况，除非问卷上特殊要求。不得对没有观察到的情况进行询问。

出租车观察由调查员在街道上选择搭乘运营中的出租车进行观察。为便于观察，选择后排座位就坐。记录车内禁烟标志张贴情况，并询问能否抽烟。公共汽车及长途车的观察尽量选择运营时间符合观察要求的线路，上车后选择在车厢中部进行观察。

观察时间的选择：医疗机构、学校、政府机构应尽量选择工作时间或对外营业时间开展观察。公共交通工具、车站、机场在对外营业时间观察，尽量选择人流相对较多的时间段。餐厅观察选在午饭、晚饭就餐高峰时间开展（推荐中午11:30~1:30，晚上5:30~8:30，可根据本地情况调整）。

场所观察时要记录观察点位置以便今后进行前后对照（表内最后一列）。记录位置时，对于有房间号的房间，记录××楼××号；对于走廊、楼梯间或厕所，记录具体方位，如××楼×层（东侧）走廊；对于候车（机）厅，记录号码；对于教室，可记录××教室或房间号码。

2. 拦截调查

拦截在进行现场观察的场所内开展，由两名调查人员共同配合进行，随时解决调查过程中出现的问题。

为便于问卷调查工作的开展，现场调查员在调查前应与场所管理者或相关人员沟通，说明本次调查的目的和内容，强调调查的目的仅仅是监测，不是作为评比的依据，以取得其配合。

调查员在每次调查之前应向调查对象进行简要的介绍，说明本次调查的目的、内容和时间，并明确答案没有对错之分、匿名调查等事项。

调查员在调查过程中不应过多向调查对象解释每项问题的内容，让调查对象自己理解问题并选择。

3. 空气PM2.5浓度监测

为节约人力物力，部分场所可在进行现场观察的同时开展PM2.5监测。餐厅监测选择午餐或晚餐的就餐高峰时间开展（参考现场观察时间）。其他机构的监测可以在现场观察的同时进行。

在进入监测场所前5分钟开始打开仪器，开始记录室外PM2.5浓度。5分钟后进入室内，监测实时PM2.5浓度，连续监测30分钟以上。如在一个场所内监测两个点，可连续测量，两个点之间不需关机，但每个点都需要填写一份"PM2.5采样记录表"，记录以下情况：

该监测点基本情况，包括名称、地址、电话、1公里内有无主干道及工地等。

仪器开始及停止监测时间，进入及离开观测点时间。

室内人数及场所内燃着香烟总数。要求在进入监测点时进行记录，以后每隔15分钟记录一次，离开监测点时再记录一次。

场所内是否有禁烟标志及其数目，场所内禁烟政策情况等。

每天调查结束后将仪器中的数据导入到电脑中，每个场所的监测数据导出为一个文件，以对应的场所唯一编码命名该文件：城市＋场所类型（医院、学校、政府机构、疾控机构、公共交通工具、公共交通场所、餐厅）＋机构编码。例如天津市第一人民医院的机构编码为016，则该医院监测数据文件名为：天津医院016。

参考文献

[1] 杨焱，姜垣，吴曦等.我国公共场所禁烟政策及其执行状况分析[J].中国健康教育，2008, 24:657-660.

[2] 胡大伟，万霞.佳木斯市医疗机构全面禁烟政策的实施状况调查[J].基础医学与临床，2011, 31:1234-1237.

[3] Hyland A, Cummings KM, Wilson MP. Compliance with the New York City Smoke-Free Air Act[J]. J Public Health ManagPract, 1999, 5:43-52.

[4] Borland R, Yong HH, Siahpush M, et al. Support for and reported compliance with smoke-free restaurants and bars by smokers in four countries: findings from the International Tobacco Control (ITC) Four Country Survey[J]. Tob Control, 2006, 15Suppl 3:iii34-41.

[5] Fong GT, Hyland A, Borland R, et al. Reductions in tobacco smoke pollution and increases in support for smoke-free public places following the implementation of comprehensive smoke-free workplace legislation in the Republic of Ireland: findings from the ITC Ireland/UK Survey[J]. Tob Control 2006, 15Suppl 3:iii51-58.

[6] Galan I, Mata N, Estrada C, et al. Impact of the "Tobacco control law" on exposure to environmental tobacco smoke in Spain[J]. BMC Public Health, 2007, 7:224.

[7] Cooper J, Borland R, Yong HH, et al. Compliance and support for bans on smoking in licensed venues in Australia: findings from the International Tobacco Control Four-Country Survey[J]. Aust N Z J Public Health, 2010,34:379-385.

[8] Naiman AB, Glazier RH, Moineddin R. Is there an impact of public smoking bans on self-reported smoking status and exposure to secondhand smoke?[J] BMC Public Health, 11:146.

[9] Connolly G, Carpenter C, Alpert H, et al. Evaluation of the Massachusetts Smoke-free Workplace Law[J/OL]. (2005-04-01) [2013-08-12].http://EconPapers.repec.org/RePEc:cdl:ctcres:qt1zw4x02j.

[10] Centers for Disease Control and Prevention. Indoor air quality in hospitality venues before and after implementation of a clean indoor air law--Western New York, 2003[R].MMWR Morb Mortal Wkly Rep. 2004 Nov 12;53(44):1038-1041.

[11] Alpert HR, Carpenter CM, Travers MJ, et al. Environmental and economic

evaluation of the Massachusetts Smoke-Free Workplace Law[J]. J Community Health, 2007, 32:269-281.

[12] Repace JL, Hyde JN, Brugge D. Air pollution in Boston bars before and after a smoking ban[J]. BMC Public Health, 2006, 6:266.

[13] Waring MS, Siegel JA. An evaluation of the indoor air quality in bars before and after a smoking ban in Austin, Texas[J]. J Expo Sci Environ Epidemiol, 2007, 17:260-268.

[14] 冯国泽, 刘瑞玲, 杨焱等. 北京市部分餐馆自愿禁烟政策效果评估[J]. 中国慢性病预防和控制, 2008, 16:246-248.

[15] Kim S, Sohn J, Lee K. Exposure to particulate matters (PM2.5) and airborne nicotine in computer game rooms after implementation of smoke-free legislation in South Korea[J]. Nicotine Tob Res, 12:1246-1253.

[16] Liu RL, Yang Y, Travers MJ, et al. A cross-sectional study on levels of second-hand smoke in restaurants and bars in five cities in China[J]. Tob Control, 2010, 19Suppl 2:i24-29.

[17] Barnoya J, Arvizu M, Jones MR, et al. Secondhand smoke exposure in bars and restaurants in Guatemala City: before and after smoking ban evaluation[J]. Cancer Causes Control, 22:151-156.

[18] Mulcahy M, Evans DS, Hammond SK, et al. Secondhand smoke exposure and risk following the Irish smoking ban: an assessment of salivary cotinine concentrations in hotel workers and air nicotine levels in bars[J]. Tob Control 2005, 14:384-388.

[19] Nebot M, Lopez MJ, Ariza C, et al. Impact of the Spanish smoking law on exposure to secondhand smoke in offices and hospitality venues: before-and-after study[J]. Environ Health Perspect, 2009,117:344-347.

[20] Heloma A, Jaakkola MS, Kahkonen E, et al. The short-term impact of national smoke-free workplace legislation on passive smoking and tobacco use[J]. Am J Public Health, 2001, 91:1416-1418.

[21] 姜垣, 李竹, 邱五七等. 中国部分疾病预防控制机构室内烟草烟雾浓度测定[J]. 中国慢性病预防和控制, 2007, 15:88-90.

[22] Brunnemann KD. Determination of nicotine and minor tobacco alkaloids in indoor air by absorption and gas chromatography[J]. IARC SciPubl 1993(109):275-280.

[23] Vardavas CI, Tzatzarakis MN, Plada M, et al. Biomarker evaluation of Greek adolescents' exposure to secondhand smoke. Hum Exp Toxicol, 29:459-466.

[24] Olivieri M, Bodini A, Peroni DG, et al. Passive smoking in asthmatic children: effect of a "smoke-free house" measured by urinary cotinine levels[J]. Allergy Asthma Proc 2006, 27:350-353.

[25] Pearson J, Windsor R, El-Mohandes A, et al. Evaluation of the immediate impact of the Washington, D.C., smoke-free indoor air policy on bar employee environmental tobacco smoke exposure[J]. Public Health Rep 2009, 124Suppl 1:134-142.

[26] Sims M, Mindell JS, Jarvis MJ, et al. Did smokefree legislation in England reduce exposure to secondhand smoke among nonsmoking adults? Cotinine analysis from the Health Survey for England[J]. Environ Health Perspect, 2012, 120:425-430.

[27] Tzatzarakis M, Vardavas C, Terzi I, et al. Hair nicotine/cotinine concentrations as a method of monitoring exposure to tobacco smoke among infants and adults[J]. Hum Exp Toxicol, 2012, 31(3):258-265.

[28] 王俊, 宋瑞金. 人体内可替宁检测技术进展[J]. 环境与健康杂志, 2008, 25:1111-1113.

[29] Barnoya J, Glantz SA. Cardiovascular effects of second-hand smoke help explain the benefits of smoke-free legislation on heart disease burden[J]. J CardiovascNurs 2006, 21:457-462.

[30] Dove MS, Dockery DW, Mittleman MA, et al. The impact of Massachusetts' smoke-free workplace laws on acute myocardial infarction deaths. Am J Public Health, 2010, 100:2206-2212.

[31] Villalbi JR, Sanchez E, Benet J, et al. The extension of smoke-free areas and acute myocardial infarction mortality: before and after study[J]. BMJ Open, 2011, 1(1):e000067.

[32] McAlister AL, Huang P, Ramirez AG, et al. Reductions in cigarette smoking and acute myocardial infarction mortality in Jefferson County, Texas[J]. Am J Public Health, 2010, 100(12):2391-2392.

[33] Bruintjes G, Bartelson BB, Hurst P, et al. Reduction in acute myocardial infarction hospitalization after implementation of a smoking ordinance[J]. Am J Med, 2011, 124:647-654.

[34] Hahn EJ, Rayens MK, Burkhart PV, et al. Smoke-free laws, gender, and reduction in hospitalizations for acute myocardial infarction[J]. Public Health Rep, 2011, 126:826-833.

[35] Pell JP, Haw S, Cobbe S, et al. Smoke-free legislation and hospitalizations for acute coronary syndrome. N Engl J Med, 2008, 359:482-491.

[36] Li Q, Hyland A, O'Connor R, et al. Support for smoke-free policies among smokers and non-smokers in six cities in China: ITC China Survey[J]. Tob Control, 2010, 19Suppl 2:i40-46.

[37] 周脉耕, 王艳, 杨正辉等. 威海市医院中公共场所禁烟规定执行效果评价[J]. 中华流行病学杂志, 2003, 24:427.

[38] Mons U, Nagelhout GE, Guignard R, et al. Comprehensive smoke-free policies attract more support from smokers in Europe than partial policies. Eur J Public Health, 2012, 22Suppl 1:10-16.

[39] Fabian LE, Bernat DH, Lenk KM, et al. Smoke-free laws in bars and restaurants: does support among teens and young adults change after a statewide smoke-free law?[J] Public Health Rep, 2011, 126:669-676.

[40] Lopez CM, Ruiz JA, Shigematsu LM, et al. The economic impact of Mexico City's smoke-free law[J]. Tob Control, 2011, 20(4):273-278.

[41] Cowling DW, Bond P. Smoke-free laws and bar revenues in California--the last call[J]. Health Econ, 2005, 14:1273-1281.

[42] Boles M, Dilley J, Maher JE, et al. Smoke-free law associated with higher-than-expected taxable retail sales for bars and taverns in Washington State[J]. Prev Chronic Dis, 2010, 7:A79.

[43] Young WF, Szychowski J, Karp S, et al. Economic impacts of the Pueblo Smoke-Free Air Act[J]. Am J Prev Med, 2010, 38:340-343.

[44] Lal A, Siahpush M. The effect of smoke-free policies on revenue in bars in Tasmania, Australia[J]. Tob Control, 2009, 18:405-408.

[45] Glantz SA, Charlesworth A. Tourism and hotel revenues before and after passage of smoke-free restaurant ordinances[J]. JAMA, 1999, 281:1911-1918.

[46] Scollo M, Lal A, Hyland A, et al. Review of the quality of studies on the economic effects of smoke-free policies on the hospitality industry[J]. Tob Control, 2003,

12:13-20.

[47] Bauer JE, Hyland A, Li Q, et al. A longitudinal assessment of the impact of smoke-free worksite policies on tobacco use[J]. Am J Public Health, 2005, 95:1024-1029.

[48] Nagelhout GE, Willemsen MC, de Vries H. The population impact of smoke-free workplace and hospitality industry legislation on smoking behaviour. Findings from a national population survey[J]. Addiction, 2011, 106(4):816-823.

[49] Wilson N, Sertsou G, Edwards R, et al. A new national smokefree law increased calls to a national quitline[J]. BMC Public Health, 2007, 7:75.

[50] Mons U, Nagelhout GE, Allwright S, et al. Impact of national smoke-free legislation on home smoking bans: findings from the International Tobacco Control Policy Evaluation Project Europe Surveys[J]. Tob Control, 2013, 22(e1):e2-9.

附录

附录1 相关术语

1. 吸二手烟 指不吸烟者吸入吸烟者呼出的烟雾及卷烟燃烧产生的烟雾。

2. 全面无烟 全面无烟是指室内拥有100%无烟的空气，空气中不存在二手烟。全面无烟应符合无人吸烟、无烟味、无烟头。

3. 室内场所 室内场所不仅仅是指全面封闭的场所。只要该区域包括有顶部的遮蔽且侧面墙壁环绕超过50%，不论该顶部、墙壁或侧面使用了何种物料，也不论该结构是永久的还是临时的，这类区域都定义为"室内场所"。

4. 公共场所 公共场所涵盖公众可以进入的所有场所，或供集体使用的场所，无论其所有权或进入权。

5. 工作场所 工作人员在其就业或工作期间使用的任何场所。不仅包括进行工作的场所，还包括工作人员在就业期间使用的附属或关联场所，如走廊、升降梯、楼梯间、大厅、联合设施、咖啡厅、洗手间、休息室、餐厅等，工作期间使用的车辆也属于工作场所。

6. 公共交通工具 公共交通工具是指用于运载公众以换取报酬或商业利益的任何车辆，包括出租汽车。

7. PM2.5 细颗粒物，大气中粒径小于或等于2.5 μm的颗粒物。PM2.5表示每立方米空气中这种颗粒的含量，这个值越高，就代表空气污染越严重。

附录2 无烟环境立法认识误区

在推进全面无烟环境立法和执法过程中存在不少认识误区，应给予足够的重视。以使出台的法律最大限度的符合《烟草控制框架公约》第8条及其实施准则的要求，并获得有效的实施。因此，在推进立法的过程中及法律的实施阶段都应给予重视，使立法推进者和执法者避免认识上的误区，实现公共场所全面无烟。

认识误区1 全面无烟环境立法的时机还不成熟

根据《2010年全球成人烟草调查——中国报告》的调查结果显示，中国有5.6亿成人、1.8亿儿童青少年共7.4亿人受到二手烟暴露的危害，每年有10万人死于二手烟暴露导致的相关疾病。二手烟暴露情况在中国十分严重，立法预防二手烟危害是维护公众健康权的有力措施，也是以人为本施政理念的要求。

《公约》在我国生效已经7年多，按照《公约》要求，在2009年1月前就应该有相应的法规出台，以实现在室内公共场所、室内工作场所、公共交通工具及其等候室全面无烟。我国目前有165个城市制定了公共场所禁止吸烟的地方性法规、地方政府规章、规定或通告。其中有立法权的较大城市，大部分都制定了关于公共场所禁止吸烟的地方性法规或地方政府规章，其中有16个城市是由地方人大批准制定的地方性法规。

2008年3月，北京市政府出台了《北京市公共场所禁止吸烟范围若干规定》，之后上海、杭州、广州等先后出台了《公共场所控制吸烟条例》。为实现"无烟北京奥运"、"无烟上海世博会"、"无烟广州亚运"起到了积极的作用。2012年5月31日，《哈尔滨市防止二手烟草烟雾危害条例》和《天津市控制吸烟条例》正式生效，这是目前中国大陆最接近《公约》第8条及其实施准则要求的无烟环境法律。一些没有立法权的中小城市也相继出台了政府规章规定公共场所和工作场所禁止吸烟。《鞍山市公共场所控制吸烟规定（政府令第178号）》已于2013年1月1日开始实施，《克拉玛依市公共场所禁止吸烟规定》也于2013年3月1日开始实施，

2009年5月，卫生部、国家中医药管理局、总后勤部卫生部、武警部队后勤部共同发布了《关于2011年起全国医疗卫生系统全面禁烟的决定》，要求医疗卫生系统2011年实现全面无烟，各级医疗卫生工作者应切实起到带头表率作用。2010年7月，教育部和卫生部共同发布了《关于进一步加强学校控烟工作的意见》，要求中小学校园全面禁烟，对教师的吸烟行为也作了明确的规定。

全国和地方两会委员和代表积极提交提案和议案，建议尽快制订全国公共场所禁止吸烟的法律。仅2010年，就有二百多位代表联名提案，要求出台全国性的公共场所无烟环境立法的提案。2011年有五百多位代表联名提案，建议国家立法控烟，成为2011年两会期间联名人数最多的提案之一。90%以上的民众也支持无烟环境立法。

根据以上分析，无论从二手烟暴露的严重性和对健康的威胁，还是对《公约》的承诺，以及立法实践和民众的支持，都表明出台全面无烟环境立法的时机已经成熟。

认识误区2 立了法执行不了还不如不立

在生活中，人们站在禁止吸烟标识下吸烟的场面，司空见惯。根据《2010年全球成人烟草调查——中国报告》的调查结果显示，过去30天室内工作场所有人吸烟的比例为63.3%，过去30天室内公共场所有人吸烟的比例高达72.7%。因此有人认为，制定法规后如果大家都不遵守，反而会影响政府的公信力。

但事实并非如此。《2010年全球成人烟草调查——中国报告》的调查结果显示，在没有禁止吸烟规定的场所，有89.2%的人看见有人在场所内吸烟；在部分禁止吸烟规定的场所，有69.3%的人看见有人在场所内吸烟；在室内全面禁烟规定的场所，仅有25.5%的人看见有人吸烟。虽然全面禁止吸烟的场所仍有1/4的人不遵守规定，但与没有规定和有部分规定的场所相比，吸烟的现象明显减少。

我国刑法制定了严格的对犯罪的惩罚措施，包括死刑，但2010年我国各类刑事犯罪判刑的人超过100万，不能因此就说刑法不好。重要的是，立法本身就是政府通过法律手段进行的一种正确的引导。改变根深蒂固的风俗习惯，更需要法律的支持。同时立法需要一定的前瞻性和超前性。在立法初期，执法可能有一定难度，在短时间内会不尽如人意，但是法律对于弘扬、倡导先进的文化，以及社会所认同的价值观都有举足轻重的作用。

认识误区3 全面无烟环境法律限制了吸烟者的吸烟自由

有人认为，在公共场所禁止吸烟，限制了吸烟者的吸烟自由。实际上在关于自由的论断中，最本质的观念是一个人的自由不能建立在影响他人自由的基础上。就吸烟行为来说，当吸烟者在室内吸烟，带来的二手烟烟雾严重地影响了他人呼吸清新空气的自由，由此影响了他人的健康权。建立在剥夺他人呼吸清新空气自由，危害他人健康权上的"吸烟者的自由"不符合自由的原则。吸烟者如果不能戒烟，至少应该到室外吸烟区吸烟，以不影响他人的健康和呼吸清新空气的自由为准。

认识误区4 单间办公室不属于公共场所，不应禁止吸烟

"公共场所"是指供公众进行工作、学习、经济、文化、社交、娱乐、体育、参观、医疗、卫生、休息、旅游和满足部分生活需求的各种社会生活的场所。不仅包括医院、学校、办公场所、公共交通工具，还包括饭店、餐厅等各类公共场所。单间办公室是指政府、企事业单位的办公楼里平时归一个人使用的办公室，但是依然符合公共场所的定义。之所以讨论"单间办公室是否是公共场所"，主要原因还在于使用单间办公室的人具有某种权力或地位，因此希望得到豁免，希望不纳入公共场所的管理范畴。

其实，在单间办公室吸烟不能做到二手烟草烟雾完全隔离，通过多种途径，如：密闭不严、开门、空调系统等，烟雾会在大楼里飘散。在单间办公室工作的人的办公活动不是独立的，其他人会到这里讨论工作，如果有人吸烟，就会影响其他讨论工作的人，可能还会有怀孕的女性。作为领导干部，如果自己不带头控烟，让执法者犯难，岂不成了"只许州官放火，不许百姓点灯"？与我们执政为民、执政为公的理念不相符合。单间办公室首先禁烟，才体现了领导干部立法、执法的决心，也为有效执法树立起好的榜样。

认识误区5 餐厅等场所应设立吸烟区

很多人认为，餐厅虽然是公共场所，应该禁止吸烟，但是由于来的人很多、很杂，如果不让吸烟，会影响客源。因此提出，只要吸烟室或吸烟区的通风条件足够好，就可以将二手烟的危害降至最低，甚至可以完全消除二手烟的危害，因此建议设立室内吸烟室或吸烟区。

综合国内外的实践和研究，这种观点是错误的。首先，吸烟室中的二手烟会不可避免地通过吸烟室的门、中央空调系统、通风系统等途径散布到室内的其他角落。而毫无隔离的吸烟区由于空气的流动二手烟草烟雾会扩散到房间的所有角落。即便吸烟室的门能够保持常闭状态而且独立通风。香港大学的研究证实，如果保证二手烟草烟雾不向外扩散，至少要维持屋内为负5个帕斯卡的气压，或折算成一级或二级的风力。如果换算成通风功率的话，那么现有通风机的功率需增加约5000倍。目前市场上的通风设备远远满足不了这样的要求。

不设吸烟室不仅保护不吸烟顾客的健康，更重要的是保护服务人员的健康。因为他们每天长时间工作在烟雾缭绕的环境中，最新的研究表明，育龄期女性更易受二手烟草烟雾的危害而患乳腺癌，患乳腺癌的几率会增加约1倍。

曾经有一幅漫画，显示在一个游泳池里，分设了小便区和非小便区，其结果自然很清楚，整个游泳池里都会充满了小便。二手烟草烟雾流动与此类似，在一个区域内吸烟，整个区域都会受到二手烟草烟雾的危害。

国外的经验证明，只要是通过立法，对所有的餐厅（一开始时可在一定规模的餐厅执行）都规定禁止吸烟，吸烟区设在远离人群的露天环境，就不会影响客源。

实际中，吸烟室会带来诸多现实问题：在许多情况下，吸烟者会感到吸烟室内的空气不舒服，而将吸烟室的门打开，使吸烟室内的烟雾飘溢出来；不能保护必须进入吸烟室的人员，如清洁和维护人员；通风系统的安装和维护很昂贵，而且通常没有维护到最佳标准；指定吸烟室有利于能负担得起安装吸烟室的较大的营业性场所，这必将带来不公平竞争；指定吸烟室增加执法负担；一旦设定了吸烟室，后期修改法律禁止吸烟室更难。

认识误区6 先警告再处罚有利于法律的实施

国内多个城市执法的经验表明，先警告再处罚的做法不可取。目前实施无烟法的大多城市均在立法中要求执法人员先对违法的吸烟个人进行警告，只有在其不听劝阻继续吸烟的情况下才能开具罚单。事实上，极少数吸烟者拒绝听从执法人员的警告，因此针对个人的罚单极少出现，法律应有的威慑力也没有得到体现。正是意识到了这个问题，广州市在执法不到2年后（2011年）即启动了修法的程序，修改后的无烟法赋予了执法人员无需警告即可向违法吸烟个人开具罚单的权利。其后执法的效果得到了明显改善。其他正在实施无烟法的城市肯定了广州的做法。

目前实施无烟法的城市都规定向违法的场所先发放整改通知书，再针对逾期不改的场所进行处罚。但实际操作中，此做法很大程度上增加了执法的成本，同时也降低了法律的威慑力。

全球控烟先进国家的无烟环境法律均没有对违法行为先警告再处罚的有关规定。如英国、法国、西班牙、土耳其、泰国、新加坡、巴西、阿根廷等国家及香港和澳门特别行政区、台湾地区的控烟法律都明确对违法吸烟行为给予处罚而没有先警告或劝阻的规定。这些国家和地区的法律均得到了非常好的实施。

认识误区七：全面禁烟会影响经营性场所的营业额

有些场所经营者担心如果场所的室内区域全面禁止吸烟的话，会导致客人流失，减少场所的营业额。其实这种想法是错误的。国外很多研究都已经证明，实施全面无烟并不会减少场所营业额。相反，由于场所无烟，会吸引更多的不吸烟者前去消费，增加营业额。例如在美国纽约市无烟立法后，该市的酒吧及餐厅营业税收增加了8.7%，餐饮业增加了1万多个就业机会。这说明无烟环境促进了餐厅和酒吧的营业额增长。

而且，在餐厅、酒吧等消费场所，很多吸烟者也支持室内无烟。国际烟草控制政策评估项目(ITC)研究显示，美国、爱尔兰、英国、泰国、马来西亚等许多国家的半数以上吸烟者都支持餐厅全面无烟。

附录3 公共场所全面无烟环境法律范本

××预防二手烟危害条例或防止接触烟草烟雾条例

第一条 为控制和减少二手烟危害，净化公共场所卫生环境，保护公民健康，根据有关法律、法规，结合本市实际情况，制定本条例。

第二条 本市公共场所、室内工作场所、公共交通工具内的禁止吸烟工作适用本条例。

第三条 本市控烟工作实行政府主导、分类管理、场所管理人负责、全民参与、公众监督的原则。

第四条 市和区、县人民政府成立控烟领导机构主管全市控烟工作，由该级人民政府的主管领导任控烟领导机构的主要负责人。该机构下设一定数量编制（根据城市人口数量核定）的专职控烟机构负责控烟工作的规划、协调、监督和评估。

第五条 本市下列场所的室内外全面禁止吸烟：

（一）托儿所、保育院、幼儿园等所有幼儿集中活动场所；

（二）中、小学校；

（三）妇幼保健院（所）、儿童医院、儿童福利院。

第六条 本行政区域内的国家机关、企业、事业单位、社会团体等所有室内场所全面禁止吸烟。

除前款规定之外的下列室内场所全面禁止吸烟：

（一）大专院校；

（二）第五条第（三）项规定以外的各级各类医疗卫生机构、护理机构、其他医事机构及社会福利机构；

（三）公共汽车、电车、出租汽车、轨道交通车辆、轮渡等所有公共交通工具；

（四）体育场馆、健身馆等体育、运动或健身场所；

（五）图书馆（室）、档案馆、博物馆、纪念馆、科技馆（宫）、展览馆、影剧院、音乐厅、美术馆、文化馆（宫）、青少年宫及其他科教、文化、艺术场馆；

（六）商场（店）、超市、书店等商业机构；

（七）金融机构、邮局及电信机构；

（八）卡拉OK厅、录像厅（室）、歌（舞）厅、酒吧、游艺厅（室）、互联网上网服务营业场所、洗浴中心等公众休闲娱乐场所；

（九）旅馆；

（十）餐饮店；

（十一）法律、法规、规章规定的其他禁止吸烟的场所。

第七条　下列室外场所禁止吸烟

（一）交通工具的售票处、等候区、站台；

（二）室外体育场的观众坐席、比赛赛场区域；

（三）文物保护单位、公园、旅游景点等人群密集场所。

第八条　禁烟场所的管理实行场所管理人制度

（一）在禁止吸烟区域的醒目位置张贴统一的禁止吸烟标志；

（二）在禁止吸烟区域内不设置与吸烟有关的器具；

（三）对在禁止吸烟场所内吸烟者予以劝阻、制止或者请其退场。劝说吸烟者在禁烟场所不吸烟，如不听从者，劝其离开该场所。离开者不能向场所管理人索回已花销的费用；

（四）做好宣传教育工作，严格禁烟管理制度，采取有效禁烟措施，以确保确保禁止吸烟场所无吸烟行为发生；

（五）对于不听劝阻者，或劝说不离开者，场所管理人可以向监督管理机关举报，请求依法处理。

第九条　在禁止吸烟公共场所内，公民有权要求吸烟者停止吸烟，有权要求该场所管理人履行本条例第八条规定的职责。

公民有权向相关的监督管理部门举报违反本条例的行为。相关的监督管理部门应在本法实施后公布举报电话。

鼓励各种社会组织和个人通过多种形式，参与控烟工作或者为控烟工作提供支持。

第十条　本市广播、电视、报刊、网站等大众媒体有义务开展并支持多种形式的吸烟和二手烟有害健康的义务宣传教育活动，使公众了解烟草烟雾的危害，提高全社区营造无烟环境的意识。

教育、卫生等有关部门，应当开展吸烟有害健康、劝阻吸烟和禁止在公共场所吸烟的宣传教育工作。

第十一条　在本行政区域内，在广播、电影、电视、印刷媒介、网络等广泛禁止烟草广告、促销和赞助，禁止对国际事件、活动和（或）其参加者的烟草赞助。对现有的各式烟草广告及变相烟草广告进行清理，加强对公共场所、户外（如机场、高速路、灾区等）广告的监管。

第十二条　控烟工作的监督执法按照以下规定实施：

执法主管部门必须具有调动、协调多部门合作、配合的能力，以确保全面无烟环境法律的有效执行。成立专门机构或指定一个部门负责执法和协调工作，执法过程涉及到的其他部门应积极配合，共同承担起监督执法工作。

设立统一的监督举报电话，方便单位或个人对有关行政管理部门不依法履行职责的行为进行监督，举报场所不听劝阻的吸烟行为，接到投诉电话后委派执法人员及时到达禁止吸烟场所进行处理。

第十三条　各级人民政府绩效考核机构应当定期对有关行政管理部门的防止二手烟危害工作进行检查。检查结果应当向社会公布，并作为该单位目标责任考核或者绩效评估的依据之一。

第十四条　市和区县人民政府应当对控烟监测及评估、科学研究、宣传教育、行为干预、人员培训、监督管理等控烟工作所需经费提供保障。

第十五条　对违反本条例第八条第（一）项、第（二）项规定的，由相应监管部门予以警告，并责令限期改正，未按期改进者，处以××以上××以下罚款。

第十六条　对违反本条例第八条第（三）项、第（四）项、第（五）项规定的，不进行禁烟宣传，发现吸烟者不进行劝阻者，由相应监管部门对其首先进行警告，不听从警告者处以××元以上××元以下的罚款，屡次出现责任人不履行职责者，视违法情节轻重给予责令整改、责令停产停业、责令或吊销许可证、暂扣营业执照等处罚。

第十七条　对违反本条例第十一条的，由广告监督管理机关责令停止发布，并由有关部门依照《广告法》、《烟草广告管理暂行办法》等规定对于负有责任的广告主、广告经营者、广告发布者予以处罚。

第十八条　在禁止吸烟场所吸烟者，由监督管理部门责令其停止吸烟，并对其处以××罚款。

第十九条　拒绝、阻碍公共场所禁止吸烟执法人员依法执行公务的，依照《中华人民共和国治安管理处罚法》予以处罚；构成犯罪的，依法追究刑事责任。

第二十条　当事人对行政处罚不服的，可以依据有关法律、法规的规定，申请行政复议或者提起行政诉讼。

第二十一条　本条例自××年××月××日起施行。

附录4：员工吸烟与二手烟暴露调查问卷

_____（单位）员工吸烟与二手烟暴露情况调查问卷

您好！为了解您所在的工作场所吸烟和二手烟暴露情况，耽误您几分钟的时间完成下面这份问卷，您所填写的信息不会对您的工作和生活造成任何影响，请如实填写。感谢您的合作！

您的工作部门：

年龄：　　　　性别：① 男　② 女

请您根据自己的判断在合适的选项处打"√"。

1. 过去1个月，您所在的办公楼内，您见过有人吸烟、看到烟头或者闻到烟味吗？

① 经常　　② 偶尔　　③ 从不　　④ 不知道

2. 过去1个月，您是否在所在办公楼内的以下地点看到有人吸烟、看到烟头或者闻到烟味？

（1）办公室　① 是　② 否

（2）会议室　① 是　② 否

（3）走廊　　① 是　② 否

（4）楼梯　　① 是　② 否

（5）洗手间　① 是　② 否

（6）一层大厅　　① 是　② 否

（7）电梯　　① 是　② 否

（8）其他地点：① 是，请详细说明：_____　② 否

3. 通常情况下，您每周碰到问题2中所述情况的天数是？

① 每天都接触　　② 平均每周3~4天　　③ 平均每周1~2天　　④ 没有

4. 如果您见到有人在办公楼内吸烟，您会_____。

  ① 劝阻　　② 躲避　　③ 无所谓

5. 过去1个月，您是否在您所在办公楼内的以下地点看到过禁烟标志或相关宣传？

  （1）办公室 ① 是　② 否

  （2）会议室 ① 是　② 否

  （3）走廊　　① 是　② 否

  （4）楼梯　　① 是　② 否

  （5）洗手间 ① 是　② 否

  （6）一层大厅　　① 是　② 否

  （7）电梯　　① 是　② 否

  （8）其他地点：① 是，请详细说明：_____　　② 否

6. 您是否同意以下说法？

  （1）低焦油卷烟比普通卷烟对身体的危害小 ① 是　② 否　⑨ 不知道

  （2）淡味卷烟比普通卷烟对身体的危害小 ① 是　② 否　⑨ 不知道

  （3）吸烟成瘾是一种慢性疾病 ① 是　② 否　⑨ 不知道

  （4）吸烟可导致男性性功能障碍 ① 是　② 否　⑨ 不知道

  （5）吸烟可导致中风 ① 是　② 否　⑨ 不知道

  （6）二手烟可导致冠心病 ① 是　② 否　⑨ 不知道

  （7）二手烟可导致肺癌 ① 是　② 否　⑨ 不知道

  （8）二手烟可导致儿童哮喘或呼吸道疾病 ① 是　② 否　⑨ 不知道

  （9）二手烟可导致新生儿猝死综合征 ① 是　② 否　⑨ 不知道

  （10）二手烟可导致胎儿早产和低出生体重 ① 是　② 否　⑨ 不知道

7. 据您所知，您所在的单位有什么样的禁烟规定？

  ① 室内禁烟、无室内吸烟室

② 室内设有吸烟室、其他场所禁烟

③ 不清楚→ 跳至11题

8. 据您所知，对违反单位禁烟规定的行为，是否有惩罚或警告措施？

① 有

② 无

③ 不清楚→ 跳至11题

9. 您是从何种途径得知单位的禁烟规定以及惩罚措施的？

① 新职工培训　② 职工手册　③ 健康讲座　④ 通告栏

⑤ 其他_____

10. 您对于单位的禁烟规定_____。

① 满意，合情合理　② 不满意，过于宽松了　③ 不满意，过于严厉了

11. 您家里允许吸烟吗？

① 不能在家里任何地方吸烟　②只能在家里某些地方吸烟

③ 家里任何地方都可以吸烟

12. 您去餐厅吃饭时，会选择_____。

① 无烟餐厅　② 餐厅的无烟区　③ 餐厅的吸烟区　④ 无所谓

13. 您现在吸烟吗？

① 不吸烟 → 跳至24题

② 每天都吸 → 您平均每天吸多少支烟？_____支

③ 吸，但不是每天都吸 → 您平均每周吸多少支烟？_____支

14. 您吸烟多久了？_____年

15. 您起床后多久吸第1支烟?

    ① 5分钟内   ② 6至30分钟内   ③ 31至60分钟内   ④ 60分钟后

16. 在不准吸烟的区域内(例如商场的非吸烟区、公交车或电梯内),您会觉得很难忍住不吸烟吗?

    ① 会   ② 不会

17. 近1个月,您在办公楼的下列地点吸过烟吗?

    (1) 楼外面   ① 是   ② 否

    (2) 走廊内   ① 是   ② 否

    (3) 办公室里   ① 是   ② 否

    (4) 洗手间   ① 是   ② 否

    (5) 其他地点: ① 是,请详细说明:_____   ② 否

18. 您在下列何种情况下抽烟?

    ① 工作压力大   ② 与同事社交   ③ 烟瘾发作   ④其他_____

19. 您戒过烟吗?

    ① 从来没有→跳至21题   ② 1次   ③ 2次及以上

20. 戒烟时,您采取了什么方法?

    (1) 自己凭毅力戒 ① 是 ② 否

    (2) 戒烟热线   ① 是 ② 否

    (3) 戒烟门诊   ① 是 ② 否

    (4) 戒烟药物   ① 是 ② 否

    (5) 电子烟   ① 是 ② 否

    (6) 其他方法   ① 是,请详细说明:_____   ② 否

21. 您近期有戒烟的打算吗?

① 有，近1个月内

② 有，近6个月内

③ 有，6个月后的某一天

④ 没有→跳至23题

22. 近期打算戒烟的原因是_____。

　① 家庭的考虑，如生育或家中有小孩儿

　② 医生的建议

　③ 媒体有关吸烟危害的宣传

　④ 早有考虑、最近下定决心

　⑤ 经济压力

　⑥ 其他_____

23. 如果您以后打算戒烟的话，您认为您会采取什么方法戒烟?

　（1）自己凭毅力戒　　① 是　　② 否

　（2）戒烟热线　　　　① 是　　② 否

　（3）戒烟门诊　　　　① 是　　② 否

　（4）戒烟药物　　　　① 是　　② 否

　（5）电子烟　　　　　① 是　　② 否

　（6）其他方法　　　　① 是，请详细说明:_____　　② 否

24. 您认为实现本单位室内全面禁烟有哪些困难?

25. 您对实现本单位室内全面禁烟有何建议?

问卷到此结束，感谢您的配合!

附录5 无烟政策执行情况评估表

A部分 基本情况

A1观察日期□□□□年□□月□□日　　A2调查员签名＿＿＿＿＿＿＿

A3质控员签名＿＿＿＿＿＿＿

B部分 总体情况

□B1 机构门口是否有禁烟标志？　　　①是　　　　②否

□B2 机构内是否有控烟宣传栏？　　　①是　　　　②否（跳至B4）

□B3 控烟宣传栏数量＿＿＿＿＿＿

□B4 机构内是否有烟草广告？　　　　①是　　　　②否

□B5 机构内是否销售卷烟？　　　　　①是　　　　②否

□B6 该机构是否划分吸烟区和无烟区？

　　①是　　　　　　　②否，所有区域都不允许吸烟（跳至C部分）

　　③否，所有区域都允许吸烟（跳至C部分）

□B7 吸烟区位置　　　　　　　①室内　　　②室外

C部分 吸烟情况（按下表选择场所观察，每个场所观察3分钟）

场所类型	场所编号	是否有禁烟标志？ ①是 ②否	吸烟人数	是否有工作人员劝阻？ ①是 ②否	是否有烟灰缸？ ①是 ②否	是否有烟味？ ①是 ②否	观察到烟头数 ①0 ②1～10个 ③11～50个 ④50个以上	无此场所	场所位置具体描述
对外办公场所	1								
对外办公场所	2								
办公室	3								
办公室	4								
办公室	5								
办公室	6								
办公室	7								
办公室	8								
办公室	9								
办公室	10								
走廊	11								
走廊	12								
走廊	13								
楼梯间	14								
楼梯间	15								
楼梯间	16								
男厕所	17								
男厕所	18								
男厕所	19								
会议室	20								

拍摄照片：　①该场所的建筑外观　　②该场所的内部情况　　③该场所的禁烟标志　　④该场所内所观察到烟头的位置

附录6 医院吸烟状况观察表

A部分 基本情况

□A1市编码　　□□□A2 医院编码

□A3医院级别：①三级医院　②二级医院　③社区卫生服务中心

□A4 市区/郊区　①市区　②郊区

A5医院名称 _____

A6详细地址：_____

A7观察日期□□□□年□□月□□日

A8调查员签名_____

A9质控员签名_____

B部分 总体情况

□B1 医院门口是否有禁烟标志？　　　　　①是　②否

□B2 医院内是否有控烟宣传栏？　　　　　①是　②否

□B3 医院内是否有控烟宣传材料（如折页）？①是　②否

□B4 医院内是否有烟草广告？　　　　　　①是　②否

□B5 医院内是否销售卷烟？　　　　　　　①是　②否

□B6 医院室内禁烟政策是？　①不能在室内任何区域吸烟

②只能在室内某些区域吸烟　③任何地方都能吸烟

□B7医院是否设置室外吸烟区？　　　　　①是　②否

C部分 吸烟情况（按下表选择场所观察，每个场所观察3分钟）

场所类型	场所编号	无此场所（在此列相应空格内打钩）	是否有禁烟标志 ①是 ②否	吸烟人数	有人吸烟时是否有工作人员劝阻 ①是 ②否	观察到烟头数 ①0 ②1～10个 ③11～50个 ④50个以上	场所位置具体描述	是否为基线调查观察点 ①是 ②否 ③不确定 ④无此场所 场所位置具体描述
门诊大厅	1							
门诊候诊区	2							
门诊候诊区	3							
门诊诊室	4							
门诊诊室	5							
门诊男厕所	6							
门诊男厕所	7							
门诊楼梯间	8							
门诊楼梯间	9							
病房	10							
病房	11							
病房走廊	12							
病房走廊	13							
病房男厕所	14							
病房楼梯间	15							
病房医生办公室	16							
病房医生办公室	17							
手术室等候区	18							
行政办公室	19							
行政办公室	20							

拍摄照片：　①该场所的建筑外观　②该场所的内部情况　③该场所的禁烟标志　④该场所内所观察到烟头的位置

附录7 使用Sidepak测量室内空气PM2.5监测方案

一、简介

本文将介绍一个评估服务场所室内空气质量及二手烟检测的方案。本文中所指的服务场所包括酒吧，饭店，歌舞厅，台球馆等二手烟水平相对较高而控烟法规难以实施的场所。尽管本方案主要着眼于服务场所，其方法同样适用于其他场所如火车，汽车，机场，车站，学校，医院，办公室，购物中心，商店等二手烟可能出现的地点。

二、仪器概述

1. TSI SidePak AM510 个人型气溶胶监测仪（TSI SidePak AM510 Personal Aerosol Monitor）—实时气溶胶监测仪，可检测可吸入悬浮颗粒（respirable suspended particulates, RSPs）。

2. 用于房间容积测量的超声波测距仪（Ultrasonic ruler）。

3. 电脑，要求Microsoft Windows操作系统，有USB接口及serial端口。

4. （可选项）TSI Qtrak室内空气质量监测仪（TSI Qtrak Indoor Air Quality Monitor），可检测温度、湿度、一氧化碳及二氧化碳浓度。

TSI SidePak AM510 个人型气溶胶监测仪（TSI, Inc., St. Paul, MN, www.tsi.com）可用来取样并检测空气中RSPs水平。SidePak使用内置取样泵抽取空气。当空气通过时，其中的颗粒物散射激光发生器发出的光。根据散射光的水平该仪器可实时显示单位空气中（每立方米）的颗粒物浓度。该仪器自重约一磅多，大小5.1英寸×3.7英寸×2.8英寸。该气溶胶监测仪内置2.5 μm撞击取样器以测量空气动力直径在2.5 μm以下的颗粒物浓度（PM2.5）。这种大小的颗粒物又被称为"细微颗粒"，可由燃着的香烟中大量释出。细微颗粒易被吸入到肺深处并引发不良健康反应。撞击取样器可过滤大约一半直径大于2.5 μm的颗粒物。SidePak可持续测量颗粒浓度并可储存每分钟的平均浓度。储存的数据可被下载到电脑中做进一步分析。

三、观测数据

1. 场所内平均人数。

2. 平均燃着香烟数（average number of burning cigarettes）。

3. 其他观测指标：是否有禁止吸烟的标志，是否有烟灰缸等。

监测时在每个监测点均应收集以上观测数据。首先，进入观测点时，应清点场所内总人数。以后每隔15分钟清点一次直到离开。在每个点至少逗留30分钟，因此在每个点至少清点3次人数。取平均值，由此可得出监测期间场所内平均人数。

场所内平均燃着香烟数应用类似的方法观测。进入监测点时清点一次，监测过程中每隔15分钟清点一次直到离开。同样，监测过程中可得到至少3个观测数据。取平均值可得监测期间平均燃着香烟数。请注意：这里观察的是燃着香烟数而并非吸烟者人数。比如，如果有人把一盒香烟放在面前但并没有吸烟，此人不应计算在内。这里需要的是正在燃着的香烟数。

最后，如果调查者认为必要，也可收集其他观测数据。例如，该场所内是否有禁止或允许吸烟的标志及其数目，场所内是否有烟灰缸，是否能观察到换气设备等。这些数据有助于了解该场所是否遵守当地禁烟规定，同时也有助于我们更多地了解该场所。

四、监测点监测方案

监测点内具体的监测过程取决于研究设计及调查者的目的。SidePak及Q-TRAK应被放置于书包（单肩获双肩）或电脑包中。TygonTM管的一端应连接于SidePak的入气口上，另一端则应从包中伸出以收集空气样本。Q-TRAK的探测器应放置于合适的位置以保证其附近有足够的气流。室内空气监测应遵循以下方案：

- 记录进入监测点的时间。
- 每个监测点内逗留至少30分钟。
- 监测包应放于监测点的中央区域。
- 监测包可放置于一个固定位置，也可在室内移动。
- 监测包可背在身上或放置于桌子或吧台上，请勿把监测包放置在地上。一方面这样可避免因踩踏等对仪器造成伤害，另一方面，这样测得的结果更能反映出场所内呼吸高度范围的空气质量。
- 观测数据应按方案中所述收集，即在进入观测点时测量一次，以后每隔15分钟测量一次，离开前再测量一次。
- 记录离开监测点的时间。
- 在进入下一个监测点之前在室外逗留至少5分钟。

空气监测时最好不通知业主以免影响其正常的营业活动。我们推荐监测者在监测点内进行一些消费如购买食物或饮料等。

五、监测后

每天空气监测完成后我们建议立即将SidePak及Q-TRAK中当天的数据下载到电脑中。检测者可检查数据是否被正确记录，同时也可对当天数据进行备份以防仪器中的数据意外丢失。请参照"空气监测现场方案"以了解如何将仪器连接到电脑及如何下载数据。

观测数据应被输入到数据表中以备以后分析所用。